Why men lie and women cry

Allan & Barbara Pease　アラン・ピーズ＋バーバラ・ピーズ／藤井留美＝訳

嘘つき男と泣き虫女

SHUFUNOTOMOSHA

装幀　本山吉晴
装画　荒木慎司

嘘つき男と泣き虫女 ◎ 目次

第2章　女をいらだたせる男の七つの行動　53

本書は、二〇〇三年一月に主婦の友社より発行された単行本を文庫化したものです。

◎日本の読者のみなさまへ

『話を聞かない男、地図が読めない女』は、全世界で三三か国語に訳され、四二か国で七七〇万部を超える大ベストセラーになりました。読者からの反響も大きく、数多くの手紙や質問が私たちのもとに届けられました。

そこで私たちは、異性が考え、感じていることをさらに深く理解できるように、読者や編集者の意見を取りいれて第二作を書くことにしました。それがこの『嘘つき男と泣き虫女』です。ここには、当たり前なのにいままで気がつかなかった事実、目からウロコが落ちる話が満載されています。

異性の行動や考えかたにとまどい、いらだって、自分のパートナーは頭がどうかしているんじゃないかと、一度でも疑ったことのあるあなた。そんなあなたは、かならずこの本のなかに答えと指針を見つけることができるはずです。

時代が移るにつれて、人間関係のありかたもこれから大きく変わっていくでしょう。この本が、そんな変化を乗りきるための人生の羅針盤になることを願ってやみません。

バーバラ&アラン・ピーズ

◎はじめに

人は生まれたとき素っ裸で、びしょ濡れで、お腹がぺこぺこなのに、大きくなるともっとひどい目にあう。

中国のことわざ

どうして男は嘘をつくの?

なぜ男は、何でも自分が正しくなければいけないと思いこんでいるの?

男の人が、女と深く関わりたがらないのはどうして?

どうして女は涙を武器にわがままを通すのか?

なぜ女は同じ話をしつこく繰りかえすんだ?

女のほうからセックスしたいと言わないのはなぜだ?

二一世紀という新しい時代に入ったというのに、男と女のあいだには、まだ深い溝が横たわっている。男と女のあいだの誤解や摩擦は、アダムとイヴが初めてけんかをしたときから絶えることがない。

私たちのもとには、異性の振るまいにとまどい、いらだっている世界中の老若男女から、手紙や電話、電子メールで数えきれないほど質問が寄せられる。こうした質問から代表的なものを選びだし、実体験や最新の科学研究の成果、文献やアンケート結果など、あらゆる情報を駆使して、異性と心を通いあわせるための有効な答えを見つけようというのが、この『嘘つき男と泣き虫女』だ。

女は週末の夜中に、眠れないまま悩む。「どうして男って、ほかの女をいやらしい目つきで見るの？」「どうして男の人は、女の行動だけでなく考えかたまで指示したがるわけ？」

いっぽう男は男で、ひとり目覚めた静かな週末の朝にこう思うだろう。「女の話はとりとめがなさすぎて困るよ」「なんで女は小言ばっかり言うんだ？」「床に靴下が落ちてたっていいじゃないか？　日曜の朝っぱらからごちゃごちゃ言わないでほしいよ」

しかし、女がおしゃべりだったり、話がまわりくどかったり、相手かまわず根ほり葉ほり話を聞きだしたり、自分からセックスしようと言いださないのには、科学的な理由がちゃんとある。男が一度にひとつのことしかできなかったり、女のショッピングに付きあうのを嫌がったり、人に道を聞けなかったり、トイレットペーパーをだらしなく垂れさがったままにしたり、いっしょに釣りに出かける親友の私生活をほとんど知らないのも、人間の進化にからんだ生物学的な理由があるのだ。

女は結婚すると、将来のことを心配しなくなる。
男は結婚したとたん、将来のことが心配になってくる。

『嘘つき男と泣き虫女』には、当たり前のことなのに、ほとんどの人が見落としている事実がたくさん出てくる。女は、飾りのいっぱいついたクッションをじっくり品定めするのが大好きだし、夜中に帰宅した夫が家具にぶつかるのもお構いなしに、部屋の模様替えをしたがる。男は野球やサッカーの名場面を何度でも見たがるが、女にはその気持ちがちっともわからない。デパートの最終処分の棚にブランド物のドレスを発見するのは、女にとって人生最高の瞬間だが、男にはそれがまるで理解できない。

男と女のことって、どうしてこんなに面倒なの?

いまの時代、男として生きるのはひと苦労だ。フェミニストたちが声をあげはじめた一九六〇年代以降、女性の自殺率は三四パーセントも減ったのに対し、男性の自殺率は一六パーセント上昇した。それなのに世間では、女が生きるのは大変だという話ばかり注目を集めている。

女たちが自由を発見し、男を敵視するようになった二〇世紀後半から、男と女の関係は大変な緊張を強いられることになった。それまで何世代ものあいだ、男女の役割はきれいに分かれていた。男は一家の長であり、男の言葉がその家の法律だった。家族を守り、必要なものを与えてやるのが男の仕事であり、家のなかで男が口を出すべき領域も決まっていた。そして女は、母親であり、主婦であり、秘書であり、看護婦だった。このように男と女の人生は、とてもわかりやすくできていた。

ところが、それが突然ひっくりかえったのだ。男女平等の考えが浸透するにつれて、テレビのコメディ番組やコマーシャルには、知的で優れた女を前にして、男が無能ぶりをさらけだす場面まで登場するようになった。でも男と女のあいだに横たわる問題は何ひとつ解決していない。女は自分が何を求め、どの方向に進むべきかわかっているのに、男は取りのこされたままなのだ。

それに男は、世の中の流れに鈍感だ。もし女が男女格差について話をしたら、人びとの共感を呼ぶだろう。しかし男が同じことをしたら、こいつは女を目のかたきにしていると非難されるのが落ちだ。男をバカにするジョークの数は、女をバカにするジョークをはるかにしのぐ。たとえばこんな小話が電子メールで届いたりする。

女の苦しみって、みんな男がらみで始まるのを知ってた?

Men-opause メン・ノポーズ（更年期障害）
Men-strual pain メン・ストラル・ペイン（月経痛）
Men-tal illness メン・タル・イルネス（精神疾患）
Guy-naecologist ガイ・ナコロジスト（産婦人科医）
His-terectomy ヒズ・テレクトミー（子宮摘出）

女たちのあいだで流行っている最新のジョークがもうひとつある。
「男とは?」
「ペニスを生かしておくための生命維持装置」

ここまでじゃま者扱いされると、男ががっくり肩を落とすのも無理はない。いまや老いも若きも男の自殺率はかつてないほど高く、国別に見ると日本はトップに位置している。男は自分の果たすべき役割がわからず、お手本にするべき役割モデルも見えなくなっているのだ。

もちろん女のほうだって楽ではない。男女の不平等をなくすためにはじまったフェミニズムは、女を台所に縛りつけていた鎖を断ちきった。その結果先進諸国では、女性の約五〇パーセントが——望むと望まざるとにかかわらず——仕事をするようになった。

イギリスの場合、五世帯に一世帯はいわゆる母子家庭だ。母子家庭では、父親と母親、それに稼ぎ手の役目をすべて女がひとりで引きうけなくてはならない。ガンや心臓発作、ストレス性の病気にしても、女がかかる割合は男に迫る勢いだ。

西欧諸国では二〇二〇年までに、一生結婚しない女性の割合が二五パーセントに達するという予測がされている。しかし、これは人類の基本的な欲求や生態に反している。現代の女は働きすぎで疲れていて、しょっちゅう怒りを爆発させ、孤独にさいなまれている。男は男で、女と同じように考え、行動するべしという圧力をひしひしと感じている。男も女も、どうしていいかわからなくなっているのだ。

この本は、そんな人間関係の迷路を通りぬけるための羅針盤だ。どこから出発して、途中にしかけられた罠をどうやってかわし、いかに行きどまりを避けて無事に脱出すればいいか、この本が教えてくれる。

男と女のあいだにはトラブルがつきもの

子どもを育て、住みかを守る役目をずっと続けてきた女の脳は、家族に愛情を注ぎ、ご飯を食べさせ、世話をするように配線されている。だが男の役目はまったく別だ——男は獲物を追いかけてしとめ、食べ物を持ってかえり、家族を危険から守り、直面する問題を解決しなければならない。だから男と女の脳は、機能も優先順位もちがっていて当然なのだ。最新技術を使った脳のスキャン画像など、科学的な研究でもそのことは確認されている。

人間関係をテーマにした本のほとんどは女が書いたもので、読者も八割が女だ。そういう本は男を攻撃対象にしていて、男のまちがった行動を並べたて、女がそれを直してやるための方法を指導している。人間関係の悩みについて相談を受けるカウンセラーやセラピストも、ほとんどが女だ。印象としては、女のほうが男より人間関係に気をつかっているように見受けられる。

たしかに、そうした印象はいろんな意味で正しい。男の心理や思考、判断基準には、人間関係という項目はもともと入っていない。だから男は、人間関係を作る努力をまったくしないし、たとえ努力してもすぐにやめてしまう。女のように考えたり行動するのは、あまりに複雑すぎて男には無理なのだ。高すぎるハードルにつまずいて失態を見せるくらいなら、最初から手を出さないほうがいいと思ってしまう。

しかし男も内心では、健全で充実した関係を持ちたいと願っている。ただ、そのための努力はしないで、ある日とつぜん完璧な関係が転がりこんでくると信じている。人間関係に準備や勉強なんか必要ないと決めこんでいるのだ。男は女をかならずしも理解していないのに、女のほうは、彼は私を愛しているのだから、私のことも理解しているはずだと一方的に思いこむ。だが「異性」という呼びかたのとおり、私たちはどこまでも

「異なっている」のだ。

女はひとりの男を知れば、すべての男を理解できる。
男はすべての女を知っていても、ひとりの女も理解していない。

相手に言いよって交尾をし、関係を保つ——たったそれだけのことなのに、人間は次から次へと難題に直面する。ほかの動物はみんなうまくやっているのに。メスの身体がオスよりはるかに大きいクロゴケグモや、交尾直後にメスがオスを殺してしまうカマキリでさえ、交尾というゲームの規則をきちんとわかっていて、それにおとなしく従う。たとえばタコのように、小さな脳しか持たない単純な生き物は、セックスのときどちらがリードするといったことで議論などしない。時期が来るとメスが性的に高まってくるので、オスたちは触手を動かしながら近づいてくる。メスはいちばん気にいった触手のオスにOKサインを出す。ただそれだけだ。最近私に無関心なのねとメスがオスをなじったり、こんなことをして二人のためになるのだろうか、とオスが悩んだりしない。義理の母親が口を出してくることもなければ、メスは体重を気にすることもなく、「じっくり楽しませてくれる」交尾を望んだりもしない。

それにひきかえ、人間はどこまでも複雑だ。女は感受性の鋭い男を求めるが、やたら神経質でもいけない。だが男には、その微妙な差がわかるはずもない。屈強で男らしくふるまうのならわかるが、どうして女の気持ちを察してやらなければならないのか。だがこの本を読めば、その答えが見つかるはずだ。女もまた、男が何を欲しているかを理解し、それを与える方法を身につけられるだろう。

人間以外の動物では、異性との関係は生存欲求にもとづいた決まりきった営みしかないので、あれこれ悩まずに、それに従うだけだ。しかし人間はほかの動物より進化している。だからこそ、異性と幸せな生活を営み、人生の楽しみや喜びを分かちあいながら、楽しくやっていくための知識が不可欠なのだ。

世界中を旅して

この『嘘つき男と泣き虫女』は、『話を聞かない男、地図が読めない女』の続編として書かれたものだ。この本は、男女の関係をさらに充実させるための上級編であり、私たちがいままで考えたこともなかった、あるいは気がつかなかった話題を数多く取りあげている。

私たちはこの本を書くために、三〇か国以上を訪ね、男女関係に関する情報や研究結果を集めてまわった。そして普遍的なテーマや共通の問題を浮きぼりにし、それに対する実用的な解決策を考えた。だからこの本に出てくる男女の行動や場面はすべて実話であり、全員とまではいかなくても、たいていの人に当てはまるはずだ。

恋人にかぎらず、異性の上司や部下、同居人との関係がうまくいけば、あなたの人生はいまよりずっと幸福になる。しかし残念なことに、ほとんどの人は異性に対して誤解ばかりしている。

たとえばイギリスでは、結婚から四年以内に離婚するカップルは五〇パーセントを超える。結婚にまで至らずに別れるカップルも入れると、破綻率は六〇～七〇パーセントになるだろう。

男にとっても女にとっても、離婚や別離はつらく惨めな経験だ。『嘘つき男と泣き虫女』は、そんな苦しみを少しでも減らすためにある。この本では、科学的な裏づけのある確かな事実を、ユーモアをからめてわかりやすく説明している。パートナーや父親／母親、息子／娘、友人、近所の人など、あなたの「反対側の性」の行動がこれで解明できるはずだ。これを読めば、人間関係にまつわるすべての悩みが軽くなるだろう。

『話を聞かない男、地図が読めない女』は、三三か国語に翻訳され、全世界で七七〇万部を超える大ヒットになったが（二〇〇三年一二月現在）、この本が出たあと、数名の男性読者から苦情が来た。妻や恋人が、「アランがこう言った、バーバラはこう言っている……」と本に書かれていることを引きあいに出しては非難するので、やりにくくてしょうがないというのだ。

たしかに『話を聞かない男、地図が読めない女』は女性たちに熱烈な支持を受けた。なかには、「これを隅から隅まで読むのよ！　大事なところには線も引いておいたわ」と言って男性に本を突きつけた女性もいる。

男はこういう本を女からプレゼントされると、自分に対する侮辱だと受けとる。いまの関係では不満なのかと勘ぐって、「こんなもの必要ない！」と突きかえしてしまいかねない。

だからこの本を読んでいるあなたが男なら、女の思考や行動を理解しようと努力する少数派のひとりだ――すばらしい！　もしあなたが女で、この本を男に読ませたいと思ったら、読んでもらいたいページに印をつけて、居間やトイレにさりげなく置いておけばいい。そして、この本をどう思うか聞いてみよう。男は意見を言いたがる動物なので、喜んでページを繰るはずだ。

わかりあえる日のために……

いつの日か、男と女のちがいはなくなるのだろうか。女がカーレースを楽しんだり、男がシミュレーターでＰＭＳ（月経前症候群）を経験する日が来るのだろうか。いや、少なくともこれから数千年はいまのままだろう。それならば、おたがいのちがいを理解し、うまく対処する方法を学んだほうがいい。その努力はたくさんの愛情で報われるはずだ。

バーバラ&アラン・ピーズ

第1章　女の小言

◎攻撃の手はゆるめない

口うるさい——これはまちがいなく、男が女について使う言葉だ。しかしほとんどの女は、自分が口うるさいとは少しも思っていない。家の雑用や、薬の服用、壊れたものの修理、部屋の片づけなど、男が忘れそうなことを注意してやっているだけだ。それに、口うるさいことがすべて悪いわけではない。もし女がうるさく言わなかったら、男は好きなだけビールを飲み、ファストフードを食べまくるだろう。運動もしないし、コレステロール値の検査も受けない。女がうるさく注意するおかげで、男は早死にせずにすんでいる面もある。

いっぽう同じことを男がすると、世間の評価はまるでちがってくる。もともと男は、口うるさいとは思われていない。リーダーたるべき男は、断固とした態度でおのれの英知を分けあたえる——だから女が進む道を忘れたら、穏やかに行くべき方向を示してやる。もちろん男だって批判もするし、欠点も見つけるし、愚痴や不平もこぼすが、それはみんな女のためだ。「運転するまえに地図を見ろよ。何回同じことを言わせるんだ?」とか、「俺の友だちが遊びに来るときは、もう少し身なりに気をつかってくれよ」といった注意を男が繰りかえすのは、女に配慮しているから、ということになる。

もちろん女だって、男を大切に思っているから口うるさくなるのだが、男はそんな風に受けとらない。男が濡れたタオルをベッドのうえにほうり投げたり、脱いだ靴下をところかまわず置きっぱなしにしたり、ゴミ出しを忘れたりするたびに、女は男をたしなめる。そのたびに男がいらいらすることは、女だって先刻承知している。ただ、繰りかえし注意していれば、いつか男もわかってくれると女は信じているのだ。男の行為がまちがっている以上、たとえいやがられても、注意を続けるのが正しいことだと考える。

しかし多くの場合、女があれこれ命令しはじめると、男の脳は「何かごちゃごちゃ言っている」ということしか認識しなくなる。蛇口からしたたる水滴のように、女の言葉は男の心をすりへらし、恨みの気持ちを少しずつ高めていく。国を問わず、女から口うるさく言われることを男は最も嫌っている。アメリカだけを見ても、口うるさい妻に夫が耐えきれなくなって殺してしまった事件は、年間二〇〇〇件以上発生している。香港でも、夫が妻の頭をハンマーで殴って脳損傷を負わせる事件があった。裁判では、妻の言葉の暴力が引き金だったと夫が主張したところ、刑期が短縮されたのである。

口うるさい女とぐちっぽい男

女は口うるさくしゃべり、男は指図する。

『話を聞かない男、地図が読めない女』を読んだ男性読者から、こんな電子メールが届いた。

助けてください。私の妻はたいへんながみがみ女です。重箱の隅をつつかれ、不平と嫌味を聞かされるのはもう耐えられません。帰宅してからベッドに入るまで、妻はごちゃごちゃ文句ばかり言って、少しの容赦もしてくれないのです。

妻は私に言います。今日あなたはこれこれをやらなかったわね。今週はあれをしなかったでしょう？　今月はまだこれをすませていないのに。だいたいあなたは、結婚してから一度だってあのことをやった試しがある？　私たち夫婦のコミュニケーションは、それだけです。

家にいるのがあまりにつらいので、私は上司に頼んで残業させてもらいます。妻の愚痴を聞かされるのかと思うと気が重く、帰宅途中の車のなかで頭痛がしてくるほどです。どう考えてもこれはおかしい。仕事が終わったら、家で待つ妻の顔を見たくて飛んで帰るのが当たり前ではないですか？

そういえば父はよく、女には不平や愚痴がつきものだと言っていましたが、結婚してはじめてその意味がわかりました。友人たちも、妻が四六時中ごちゃごちゃ言っていると嘆いています。女が口うるさいのは、生まれつきなんでしょうか？　どうかお助けください。

なぜ口やかましくなってしまうのか

がみがみ言う側は、何を望んでいるのだろう。それは、言われたほうが罪悪感を覚えて、行動を改めてくれることだ。たとえ自分の過ちを認められなくても、悪いことをやめてさえくれれば、ごちゃごちゃ言わなくてすむのに。女は自分が口うるさいのをわかっているし、それを楽しんでいるわけでもなく、ひとつの手段と割りきっている。口うるさいと一口に言っても、それには五つの種類がある。

一点集中型

「あなた、ゴミを出しておいてくれる？」

――しばらくして。「ゴミを出しておくって言ってたわね？」

――五分後。「ゴミはどうしたの？　まだ出てないじゃない」

同時並行型

庭の芝生が伸び放題だし、寝室のドアノブが落っこちそうじゃない。それに奥の部屋の窓が引っかかって開かないのよ。テレビのアンテナはいつ調整してくれるの？……

「あなたのためを思って」型

今日はお薬を飲んだの？　ピザはもうそれくらいにしておきなさいよ。体重が増えるし、コレステロール値も上がるんだから……

第三者引きあい型

モイラの家では、明日みんなを呼んでバーベキューをやるんですって。ご主人が物置からバーベキューセットを出してきて、掃除したそうよ。まったく、あなたのペースに合わせてたら、夏なんてすぐ終わっちゃうわ。

先回り型

今夜は飲みすぎないんでしょうね。去年みたいな醜態はごめんですからね。

これを読んで女が大笑いするのは、自分がふだん何を言っているかよく認識している

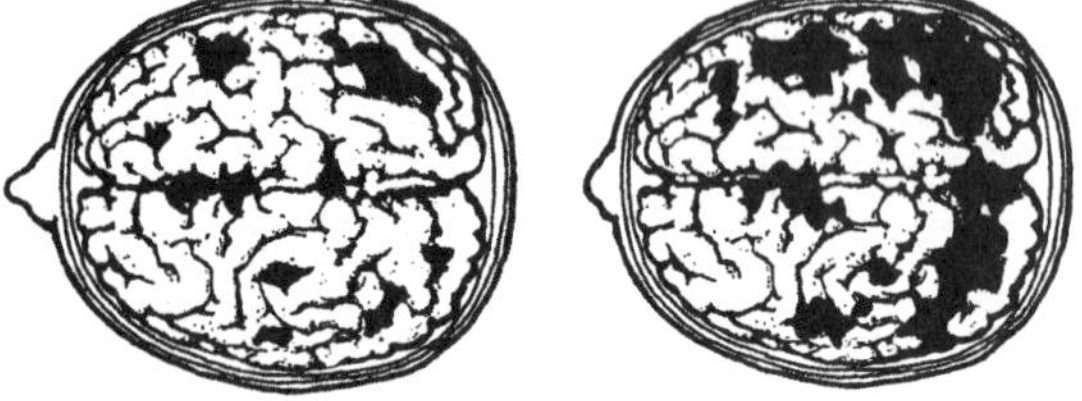

脳のなかで、発話と言語をつかさどる領域
（ロンドン精神医学研究所、2001年）

からだ。でもこうするよりほかに方法が思いあたらない。

しかし口うるさいのも度を越すと、人間関係にきしみが生じるし、あげくに破綻しかねない。あれこれ言われれば言われるほど、男は無視するようになる。女は惨めで孤独な気持ちになり、男を恨むだろう。

言われる側の心理

男のほうからすれば、女が垂れながす文句の数々は、自分がまだしていないことや、自分の欠点を、否定的・間接的な言いかたであげつらわれているのと同じだ。いやでも罪の意識にさいなまれる。しかもそれは、一日の仕事を終えて、暖炉の炎でも眺めてゆっくりしたいときに起こる。

だから口うるさく言われると、男は防御壁を築いてその奥に引っこんでしまう。新聞やコンピュータ、持ちかえった仕事、テレビのリモコン、仏頂面、忘れた振り、聞こえない振りなど、いろんなものが壁になる。そんな男の態度は、女をますます逆上させる。女は怒りを押しころし、あいまいな言葉づかいで男を非難しつづけるだろう。

どうして女のほうが口うるさい？

それは女の脳が、地球上のどの男よりも言葉を口に出し、文句を言いやすい構造になっているからだ。男女五〇名ずつの脳をスキャンして、その画像を合成すると、発話と言語をつかさどる部分は図のようになる。男と女が話をしているときは、それぞれ黒い部分が活発に働いているわけだ。

黒い部分は、明らかに女のほうが多い。女から見て男の口数が少なく、男から見て女がしゃべりっぱなしの理由がこれでわかるだろう。

女の脳はマルチトラックになっている——電話でおしゃべりしながらコンピュータを操作し、なおかつ背後で交わされている別の会話も聞いて、しかもコーヒーを飲むことだって朝飯前だ。ひとつの会話に無関係な話題を共存させることができるし、話題を変えたり、強調したいときには五種類ほど声色を使いわけることもできる。しかし男の場合は、声色も三種類しかない。その結果、女の話を聞いていると、男は流れが読めなくなる。

ビル　「クリスマスにスーは来るのかい？」

デビー「それがね、スーが言ってたんだけど、カーペットの注文しだいなのよ。お金が足りなくてなかなか買えなかったものだから。それにフィオナも、アンドリューを医者に連れていかなくちゃならないし、ネイサンは失業して新しい働き口を見つけなくちゃならないし、ジョディは仕事を抜けられないしで――上司が厳しい人らしいのよ！――だめかもしれないって言ってたわ。でもスーと言ってるのよ、彼女が早めに来てくれたら、二人でエマの結婚式に着ていくドレスを買いにいけるわねって。それで彼女とレナードに来客用の寝室に泊まってもらうんだったら、レイには時間より早く来てもらうように頼んで……」

ビル　「それで結局、来るの、来ないの？」

デビー「そうねえ、ダイアナの上司のエイドリアンが休みをくれればね。だって彼の車はいま調子が悪いから、彼女は……」

ビルは「来る」または「来ない」という単純な答えを期待しただけだったのに、九つの話題と一〇人の人物が登場するマルチトラックな答えが返ってきた。うんざりしたビルは、庭に水まきに出ていった。

男の脳はモノトラックなので、一度にひとつのことしか集中できない。だから地図を読むときはラジオのスイッチを切るし、自動車を運転中に話しかけられたら、ちがう横道に入ってしまう。電話のベルが鳴ったら、みんな静かにしろと一喝してから受話器を取りあげる。なかには歩きながらガムをかむことさえできない男もいるが、なぜかそういう男は権力のある高い地位に就いていることが多い。

男の脳はモノトラック。だから愛しあっているとき、どうしてゴミを出さないのと質問されても答えられない。

女がマルチトラックで口うるさく言いだすと、男にはもう手に負えず、沈黙するしかない。すると女は声を荒らげ、言葉の調子もいっそうきつくなる。男はたまらずに防御壁の向こうに逃げこみ、女とのあいだに心理的な距離を置こうとする。そしていよいよ逃げられないとなると、男は思いあまって乱暴な言葉を吐いてしまい、ときには手をあげてしまうこともある。

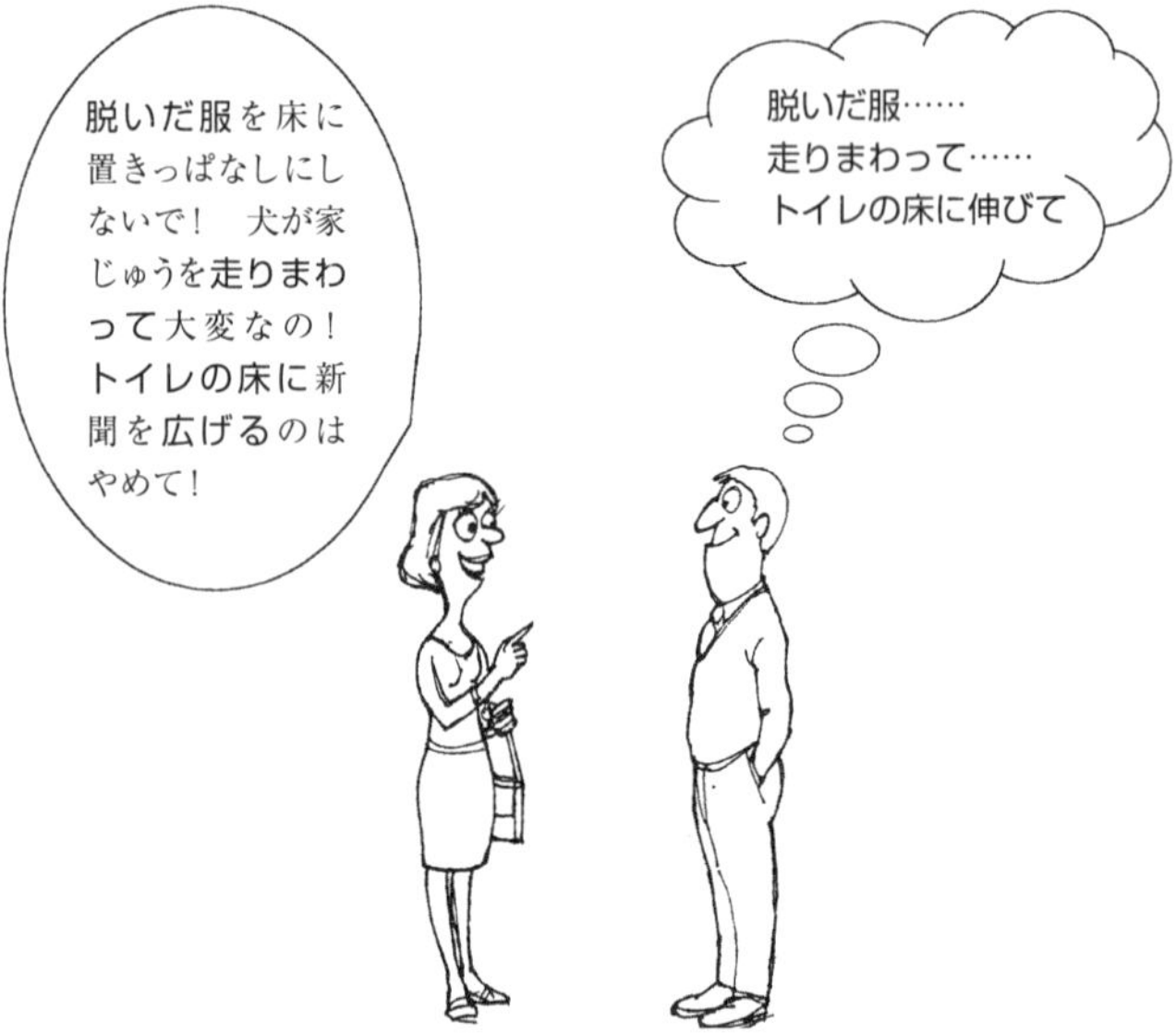
脱いだ服を床に置きっぱなしにしないで！　犬が家じゅうを走りまわって大変なの！　トイレの床に新聞を広げるのはやめて！
脱いだ服……
走りまわって……
トイレの床に伸びて

男は言葉を選んで聞きとる

なぜ効果がないのか

口やかましく注意しても効果がないのは、背後に失敗への期待がひそんでいるからだ。言う側は相手に正しい行ないをさせたいと思いつつも、そのいっぽうでいつまでも行動を改めないことを願っている。だから、相手がわざと失敗するように誘導することもある。

女が口やかましく文句を言うときの最大の過ちは、問題点の取りあげかただ。「あなたはゴミを出してくれたことなんかないし、服だって脱ぎっぱなしだし……」これでは、どうでもいいような細かいことをあら探ししているだけだ。相手に強く要求するわけではなく、遠まわしな言いかたをするわりに、罪の意識だけはしっかりとなすりつける。しかも要求内容に一貫性がないので、男の脳はうまく解釈できない。「ねえ、何も大層なことを頼んでるわけじゃないのよ……ゴミ出しなんてこれっぽっちも大変じゃないでしょう……私は重いものを持っちゃだめって医者に言われてるし……週末になると、私は家のなかをきれいにしようと身を粉にして働いているのに、あなたときたら一日じゅう座ってテレビを見ているだけ……ほんの少しでも誠意があるんだったら、暖房機を修理してよ。今週はずいぶん冷えこんだものの……」男にとってこういう言葉は、蚊の大群にひっきりなしに刺されているようなものだ。身体のあちこちが食われてかゆいのに、蚊を叩きつぶすこともできない。

このように焦点のぼやけた、恨みがましい文句を垂れながすだけでは、どちらにとっても良い結果にならない。ストレスがたまり、恨みや怒りの感情が積もりに積もって、暴力的な状況さえ生まれかねない。

考えられる最悪の状況

口うるさく文句を言ったり言われたりという状況は、職場ではめったにお目にかからない。ただし当事者どうしが親密な関係なら話は別だ。男性の上司に向かって、女性秘書があれをまだやっていない、これをしていないとうるさく言っていたら、まちがいなく二人はできている。

口やかましい態度をとるかどうかは、つまるところ両者の力関係で決まる。上司がやり残したことがあれば、秘書はそれとなく教えたり、あるいは代わりにやってやればいい。それが秘書の仕事のはずだ。

しかし、秘書が自分の立場に絶対的な自信を持ち、自分には力があると思っていたら、上司に対してあれこれ文句を言いはじめるだろう。自分のほうが上司より効率的に仕事をこなせるのに、と思いあがるかもしれない。こうなると、秘書の口うるさい態度はますます顕著になる。実際に地位が入れかわるのは無理だから、上司を消耗させ、自分と同じレベルにまで引きさげて、上司に「至らなさ」を痛感させようと無意識に努力しているのだ。

仕事が楽しく、人生が充実している女が、家庭で口うるさくなることはあまりない。それだけの時間もエネルギーもないからだ。パートナーが家事を分担してくれなければ、お金を払って誰かを雇うか、無視するか、家事をやってくれる別の男を探せばいい。

性的魅力にあふれた女も、やはり口やかましくない。そういう女は性的魅力を武器にして、自分の希望を通すことができる。男が汚れた服を床に置きっぱなしにするのを気にするどころか、自分が服を床に脱ぎすてる——とても色っぽいしぐさで。だが男との関係がひとたび安定してしまうと、一転して最強のがみがみ女になること請けあいだ。

　恋をしている女も、あまり口うるさくない。とにかく相手がすてきに見えているし、家のどこででも情熱的に愛を交わしたいと思っているから、服が脱ぎっぱなしでも、朝食の後片づけがすんでいなくても気がつかない。男のほうも、最初のうちは女を喜ばせようと必死にがんばるので、女があれこれ注意する必要がない。

　女が口やかましくなるのは、夫やパートナー、息子、娘といった親密な人間が相手のときに限られる。だからマンガに登場するがみがみ女は、たいてい妻か母親だ——家庭内にしか権限がないので、社会的には無力で、人生を自分で変えられないと感じている。

　キャリアウーマンは精神的にも物質的にも力を持っているし、セクシーな女からは性的魅力がにじみ出ている。彼女たちは独立していて、自由で、強い。ところが何かにつけて文句が出る女は、自分の無力さを痛感し、身動きがとれずに不満を抱えている。自分でも原因がわからない怒りを、心の奥底にくすぶらせている。いまよりもっと充実した生活があるはずだと思うし、妻や母という役割を嫌っている自分に罪悪感もある。人生をどんな風にとらえればいいかわからなくて、混乱しているのだ。

　良妻賢母こそ女のあるべき姿だという先入観は何世紀も前から存在していて、雑誌や映画、テレビコマーシャルだけでなく、家族の態度もそれを助長してきた。当の女たちは、自分はそれだけではないとひそかに反論しているが、それでいて、時代遅れの先入観に「洗脳」されているから、それに合わせなければいけないと感じている。死んだあと、墓石に「彼女は台所をいつもきれいにしていた」としか書かれないような人生はごめんだが、ではどうすれば自由を獲得し、充実した人生を送れるのかわからないのだ。

私たちの調査では、目的意識がはっきりしていて、週に三〇時間以上働いている女、あるいは単調で繰りかえしの多い家事や子育てを喜んで引きうける女は、口うるさくならないことがわかっている。

口うるさいのは「認めて」のサイン

女が口うるさくなるのは、何かを求めているしるしだ。その何かとは、いつも尽くしている家族から認められることだったり、より良い人生に踏みだすためのチャンスだったりする。

男の子はよくこんな愚痴をこぼす。「ママは食器洗いをしたり、掃除機をかけるたびに、かならず遠まわしな当てつけを言うんだ。そんなだったら、やらなきゃいいのに。どうしていちいち細かいことを言うんだろう?」

母親が「いちいち細かいこと」を言うのは、彼女の人生はそういう細かいことの集まりだからだ。朝から晩まで、面白味のない瑣末な用事ばかりしていると、自分に能力があるという実感が持てない。カーペットに掃除機をかけるのは、誰でもできる。祖国のために生命を捧げた兵士ならば、御影石の記念碑に名前のひとつも刻んでもらえるだろう。だが家事はそうではない。家庭内を平穏に保ったからといって、ノーベル賞がもらえるわけでもない。母親が文句ばかり言うのは、自分のやっていることを認めてもらいたいのに、きちんと評価されないからだ。

口やかましさに歯止めがきかなくなる女は、孤独で、失望感にうちひしがれ、欲求不満に陥っている。自分が愛されている、感謝されているという実感が持てない。ここに解決の糸口がある。口うるさい女に対しては、毎日家事をこなしていることをきちんと認めてやれば、がみがみ言われることはなくなる。

言いたいことだけはっきりと

カップルのあいだで口うるさい文句が出るようになったら、二人のコミュニケーションに障害が起こっていると見てまちがいない。本質的な問題に向きあうよりは、細かいことを引きあいに出して相手をちくちくやるほうがずっと楽なのだ。とくに女はその方向に走りやすい。

女は子どものころから、自分のことは後回しにして、他人に優しく接するよう言われつづけている。だから他人に好感を持ってもらい、平和を保って穏便にことをすませるのが自分の役割だと思いこんでいる。「いまの生活には息が詰まるわ。二週間すべてのことから解放されて、外でゆっくり自分の時間を持ちたい」と感じていても、それを家族に告げて実行することは至難のわざである。人前で夫をなじるほうが、よっぽど楽なのだ。

また女は、はっきり口に出さなくても男が気持ちを察してくれることを期待する。女があくび混じりに「疲れたから、もう寝ようかしら」と言って居間を出たら、男は即座に歯磨きをしてマウスウォッシュで口をゆすぎ、ベッドに直行して愛しあう用意をはじめなくてはならない。ところがたいていの男は仏頂面のまま、冷蔵庫からビールをもうひと缶出してきて、ソファにどっかと腰をおろし、テレビでスポーツ番組を見てしまう。女が間接的にものを言っているとは想像もつかない。ベッドでひとりぼっちの女は、自分は愛されていない、求められていないと感じながら眠りに落ちる。

だがひっきりなしに文句を言っていると、その奥に潜む問題が隠れてしまう。女が言いたいことをはっきり口にするようになれば、男の反応も変わってくるだろう。男の脳はどちらかというと単純にできているので、言葉は額面どおりにしか解釈せず、その先を推測することができない。男も女もそのことを知っておけば、二人のコミュニケーションはあっけないくらい簡単になり、口うるさく言う必要も減ってくる。

口うるさくさせないためには――自分の感情を表現する

男はやることなすことにケチをつけられると、去勢されたように感じる。妻の叱責を聞いていると、母親にお小言を言われているみたいで腹が立ってくる。そうなると妻が母親に見えてきて、性的魅力を感じるどころではない。また、ものごとの決めかたについて文句を言われると、自分は妻の要求する基準を満たせないダメ人間だと落ちこんでしまう。でも男は、そんな気持ちを口にしない。かわりに黙りこむ。

たくさんしゃべることと、メッセージを相手に届けることは別だ。男女のあいだで起こる問題、つまり浮気とか、言葉や力での暴力、倦怠感や気まずさは、すべてコミュニケーションが原因だ。女は「どうしてあの人はちっとも話しかけてくれないの？」と思い、男は「あいつはもう俺に魅力を感じていないのかな」と思っているのに、実際に話しあうことはめったにない。

女が口うるさくなってきたら、それは何か言いたいのに、男が聞いてやっていない証拠だ。耳を傾けない限り、がみがみは続く。男が女の話を聞けないのは、女の話しかたがまちがっているからだ。間接的な言いかたでは、男は反応しない。

ある晩、仕事で遅くなったダニエルが家に帰ると、妻のスーが目をつりあげて待っていた。ダニエルが口を開くより早く、スーの攻撃がはじまった。

スー「まったく、あなたときたら思いやりがないのね！　どうしてこんなに遅いの？

あなたがどこにいるか、私には見当もつかないのよ。夕食も冷めちゃったわ――ほんと、自分のことしか頭にないんだから！」
ダニエル「そんな大声を出すなよ。きみはいつも文句ばっかりで、話を大げさにする。僕が遅くまで働いているのは、家族に楽な暮らしをさせるためじゃないか……それのどこが不満なんだ！」
スー「あなたって自分勝手なのよ！　一度くらい家族を優先させたらどうなの。家のなかじゃ、何ひとつやらないじゃない。みんな私にばかりさせて！」
ダニエル「（部屋を出ようと歩きだす）もうたくさんだ！　疲れたから休ませてくれ。きみは文句ばかり言うんだから」
スー「（怒りくるう）あら、そうやって向こうに行けばいいんだわ！　まるで子どもじゃない。自分のどこが悪いかわかってるの？　いつだって逃げだすばかりで、ちゃんと話をしないじゃない！」
スーは自分の主張をはっきり伝えるのではなく、感情だけを遠まわしに表現している。だからダニエルは壁を築いてしまうのだ。男が自分の殻に閉じこもり、コミュニケーションを拒絶したら、状況は少しも改善しない。
男も女も、相手の話に耳を傾けず、相手の気持ちに注意を払わない。女は毎回同じ文句を言うだけだし、男はうるさいと思って部屋を出るだけだ。どちらも自分の心情を正直に吐きだしていない。こうして事態はますます深刻になっていく。

解決のためのテクニック――「私は（に）」法

男をのっけからやりこめたのでは、防御壁を高く築いて拒絶されるだけで、話は聞いてもらえない。そこで話をするときは、「あなたは」ではなく「私は（に）」を使うことを心がける。先の例では、スーはダニエルの鼻先にこんな言葉を突きつけていた。

・あなたときたら思いやりがないのね！
・あなたって自分勝手なんだから！
・あなたはまるで子どもじゃない。
・あなたは自分のどこが悪いかわかってるの？
・あなたはいつだって逃げだすばかり。

「あなたは～」という形で話をされると、裁判官に判決を下されているようで、相手はとうてい聞く気になれない。ところが、それを「私は（に）～」という言いかたに変えれば、さしあたって判決を出さなくても、言いたいことを伝えられる。

では、スーが言いかたを少し変えただけで、どんな風にダニエルの心をとらえたか見てみよう。

スー「ダニエル、今週は家に帰るのが遅いわね。それなのに、私に電話一本くれないなんて。私を避けてるの、それとも誰か付きあっている人がいるの？　私にはもう、魅力も価値もないってこと？　私はとっても傷ついているのよ。そのことが頭から離れなくて、私は心配でどうにかなりそうだわ」

ダニエル「スー、悪かったよ。きみがそんな風に思っていたとは知らなかった。きみを避けてるわけじゃない。いつも感謝してるんだ。もちろん付きあってる人なんていない。ただ仕事がきついんだ。残業続きで、ストレスがたまってる。家に帰ったら、ひとりの時間が欲しいだけなんだよ。今度から、残業するときはかならず電話する。約束するよ」

「私は（に）」法は、相手の警戒心をやわらげて素直にさせ、感情をはっきりさせるうえでとても有効なテクニックだ。この話しかたでは、相手も腹の立てようがない。

先に紹介した例では、ダニエルもスーも自分のメッセージを明確に伝えた結果、問題が解決した。「私は（に）」法を効果的に用いるには、声の調子や、話を切りだすタイミングも重要になってくる。相手がちゃんと聞いてくれるよう、ひと息おいてから話しはじめることが大切だ。

解決のためのテクニック――子どもに言うことを聞かせるには

子どもが幸福な人生を送れるよう、教えたり諭したりするのは親の務めだ。でも、親が始終口やかましかったら？　悪いのはうるさい親のほう、それとも言うことをきかない子どものほう？　答えは親だ。

親が口うるさいと、子どもはそれに慣れっこになってしまう。一回注意されたぐらいでは、まだ何もしなくてもいいと思うのだ。念を押したり、命令したりを繰りかえさないと、本気ではないと受けとられる。こうして親が何度も同じことを言えば言うほど、子どもは真剣に聞かなくなる。すると親はいらいらして、いっそう大きい声で注意するようになる。これでは悪循環だ。何も悪いことをしていないのに大声で怒られれば、子どもは親を恨むだろう。「早く来てご飯を食べなさい！」の一言が、家庭内戦争にまで発展しかねない。

この悪循環を断ちきるには、断固とした態度で厳しく戒める必要がある――ただしそれは、親が自分に対してとるべき態度であって、子どもに対してではない。

子どもに注意するのは一度だけ。もしそれで言うことを聞かなかったら、どんな結果になろうと、それは子ども自身の責任だ。どんなときも、親はこうした態度を少なくとも一か月は維持しなくてはならない。

「ジェード、汚れた服は寝室の床に置きっぱなしにしないで、洗濯かごに入れなさい。かごに入れないと洗いませんよ」

たとえば息子にこんな注意をしたら、ここからが正念場だ。親は自分が言ったことを最後まで貫く。先に降参してはならない。汚い服が山のように積みあがり、着る服がないと子どもがこぼしても、見ない振り、聞こえない振りをする。母親が床に落ちた服を拾ったら最後、元のもくあみなのだ。かわいそうかもしれないが、子どもに正しい習慣を身につけさせるには、ここでがんばることが大事だ。そうすれば、息子が大きくなって自分の家庭を築いたとき、その妻から、どうして悪い癖を放っておいたのかとなじられずにすむ。

一三歳のキャメロンは、毎週水曜日の夜にゴミを出すのが仕事だ。でも夕食がすんだらとか、いま見ている映画が終わったら、シャワーを浴びたら、と言っては先のばしにして、結局ゴミ出しを忘れることが多い。ゴミは山積みになって、生ゴミの臭いが家じゅうに漂う。家族はみんな、ゴミの臭いと母親の文句にうんざりしている。だがキャメロンはどこ吹く風だ――ゴミ出しを忘れても、母親の口うるさいお小言をがまんすればいいだけだった。

そこでキャメロンの母親は、主導権を息子から取りかえすことにした。ゴミ出しの仕事をきちんとやらないから、家族みんなが腐った残飯の臭いに息が詰まっている。今度出し忘れたら、ゴミ袋はキャメロンの寝室に入れる。臭いが平気なのだったら、ゴミといっしょに寝てもだいじょうぶでしょう。母親は軽くおどけた口調で、でもはっきりと息子に申しわたした。

次の水曜日が来るのを、家族みんなが首を長くして待った。その夜、キャメロンはまたゴミを出すのを忘れた。次の日の夜、寝ようとしたキャメロンがベッドカバーをはがすと、そこはゴミだらけだった。部屋じゅうが臭くてたまらない。もちろん汚れたシーツも自分で洗濯しなければならなかった。それ以来、キャメロンは二度とゴミを出し忘れることはなかった。

がみがみ言うのをやめて、相手をしつけよう

あなたがいつも誰かに口うるさくしているなら、主導権は相手が握っている。入浴後に身体をふいたタオルは、浴室の床に置くのはやめてくれと口を酸っぱくして注意しても、相手はその行動をやめないだろう。しかたなく、あなたがタオルを拾って干すことになる。浴室が散らかるのはいやだし、ほかに拾ってくれる人もいないからだ。だが実際のところ、相手もあなたが拾うことを知っている。文句は言われるが、それさえがまんすれば、あとは楽なものだ。つまりあなたは、相手にいいように操られているのだ。

この関係を逆転させるにはどうすればいいか。家族全員に専用のタオルを与えて、そ

の管理は個人に任せるのである。濡れたまま、汚れたままのタオルを床に放置したら、すぐに撤去すると宣言する。雑然とした浴室は不愉快だし、家のなかをきれいに保つ権利が侵害されるからだ。そのタオルを裏庭に放りだすか、フェンスに引っかけておくか、犬小屋の敷物にするか、持ち主の枕の下に突っこむか、それはあなたの自由。最初のうちは、決まりを守れなかった家族は笑いだしたり、とまどったり、抗議したりするだろう。だが一度決めたことはやりぬこう。そうしないと、いつまでも操られる立場からは抜けだせない。

言われるほうが努力するべきこと

口うるさく言ったり言われたりする関係を変えるには、言われるほうも責任を引きうけなくてはならない。文句を言われるのは自分も悪いからだと認識するべきだ。

ところが言われる側は問題から逃げようとばかりして、事態をいっそう悪くする。相手を無視したり、どなりつけて黙らせようとしたり、さっさと部屋を出たり、言い訳を並べるばかりだ。うるさい相手を非難していればいいから、気楽だろう。しかし状況を良くするには、言われるほうも、自分がどんな形でその原因を作っているか考える必要がある。口うるさく言うのは、相手が助けを求めているのだ。

・相手の話にちゃんと耳を傾けているか？
・相手の不満を理解しているか？
・自分のほうが偉いという態度を見せて、相手をおとしめていないか？
・相手のやり遂げたことを評価しているか？
・自分は金を稼いでいるから、家では楽にさせてくれと言って、家事の分担を拒絶していないか？
・怠惰で無神経になっていないか？
・相手の気持ちを理解する心の余裕に欠けるのではないか？
・幸福に暮らしたいと思っているか？
・幸福に暮らすために、相手と向きあってきちんと話をするつもりはあるか？

言うほうが努力するべきこと

自分はがみがみ屋だと思った人は、ちょっと考えてほしい。相手はあなたの要求にちゃんと応じているだろうか？　相手に対して親のような態度で接していないか？　相手の事情にお構いなく、反射的に言葉を発していないか？　いつも同じ要求ばかりしていないか？

ひとつでも思いあたることがあったら、パートナーとじっくり話をしてみよう。もちろん、「私は（に）」法を使って。

・何に不満なのかを相手に言う。
・相手にしてほしいことについて、時間を設定する。
・同じ言葉ばかり繰りかえさないようにする。
・自分の要求を伝えたら、今度は口をつぐんで相手の言葉に耳を傾ける。
・相手の考えを聞く。いいアイデアが出てくるかも。
・「あなたは〜」という言いかたをしない。それでは相手の抵抗が強くなるだけ。
・相手が配慮のない態度を改めるつもりがない場合、どんな形で解決する？
・自分の存在価値を高めるよう努力する。
・目標を達成したとき、ちょっとしたごほうびを自分に用意している？
・幸福に暮らしたいと思っている？

多くの家庭では、口うるさい文句が日常茶飯事で聞かれているだろう。だがそれでは家族のコミュニケーションは滞ったままで、怒りと恨み、惨めな気持ちしか残らない。この章で説明した簡単な方法を実践して、愛に満ちた幸福な関係を取りもどしてほしい。

第2章　女をいらだたせる男の七つの行動

三人の賢者は、東の星を頼りにベツレヘムに向かいました。彼らは黄金と乳香、没薬《もつやく》の贈り物を携えていました。では、もしこの三人が女だったら？

三人の賢者の話は広く知られているが、女に言わせれば、この話には男のいやなところがすべて盛りこまれている。いかにも道案内をしますとばかりに星が輝いていたなんて、世界は自分たちが中心だと思っている証拠だわ。それに彼らが馬小屋に着いたのは、イエス＝キリストが生まれてから二か月以上もあとでしょう。道を知らないくせに、ほかの人に聞かずにさまよっていたのね。贈り物にしたって、出産祝いに黄金や乳香、没薬なんかあげてどうするの。だいたい三人の賢い男たちっていうけど、賢い男が三人も揃うなんてありえない話よ。

では三人の賢者が女だったら？　行きかたを人にたずねながら進むから、もっと早く馬小屋に着いていただろう。おしめや哺乳瓶、おもちゃ、花束など実用的な贈り物を用意して、マリアの出産を手伝ったにちがいない。動物たちを馬小屋から追いだしてきれいに掃除をし、温かい料理をこしらえる。手紙のやりとりも欠かさない。そうすれば、この世はもっと平和になっていたにちがいない。

女は、男のどんなところにいらいらするか。それをひとつひとつ挙げていると切りがないが、女性読者から寄せられた五〇〇〇通もの手紙を読むと、だいたい次の七つに集約できそうだ。

1 どうして男は、何にでも解決策を出してアドバイスをしたがるの？
2 どうして男は、リモコンでせわしなくチャンネルを変えるの？
3 どうして男は、道に迷っても素直にたずねられないの？
4 どうして男は、トイレの便座を上げたままなの？
5 どうして男は、女の買い物に付きあいたがらないの？
6 どうして男は、ところかまわずおならをするの？
7 どうして男は、下品なジョークが好きなの？

男の「悪い癖」には二種類ある。子どものときに身につけたものと、男脳の配線に関係しているものと。どちらにしても、解決不可能ではない。方法さえ知っていれば、再教育はできる。

1　どうして男は、何にでも解決策を出してアドバイスをしたがるの？

私がいっしょに暮らしている男性は、何かにつけて問題解決をしたがって困っています。私が望もうと望むまいと、生活のあらゆる面にわたってアドバイスをするのです。私は今日起こったことを話したり、気持ちを伝えようとしているだけなのに、彼は途中でさえぎって、私がどうすべきか、何を言うべきか語りだします。それでも、問題解決がモノに向かうときはいいのです――蛇口の水漏れとか、電球が切れたとき、自動車やコンピュータがおかしくなったときはすぐ直してくれます。でも私の話を黙って聞くことはできません。そして彼のアドバイスに従わないと、怒りだすんです。

頭がおかしくなりそうなカレンより

どうして男は、些細なことにも解決策を出したがるのか。その答えを探るには、男の脳の働きについて、いくつか知っておく必要がある。

男はもともと狩猟者であり、動きまわる獲物を倒し、みんなに食べさせることで人類の生存に貢献してきた。獲物だけでなく、食べ物をかすめとったり、家族を脅かす敵を倒すときも、ねらいを正確に定めなくてはならない。こうして男の脳は「視覚・空間」領域が発達した。

標的を正確にねらいうちすることと、問題を解決すること。男の存在理由はその二つに尽きる。そのため男は、結果の良し悪しや、問題解決能力で自分の成功を測るようになった。何かを成しとげたり、難問を解決することに自分の価値を見いだしているのだ。

男が勲章やバッジのたくさんついた制服を着たがるのも、それが優れた問題解決能力を示す何よりの証拠だからだ。問題に直面したときも、それを最善の形で解決できるのは自分しかいないと思っている。だから他人と議論はしない。他人の話を聞くのは、専門家の意見を知りたいときだけであり、それも頭脳的な戦略のひとつと考える。だから意見を求められた男のほうも、至極名誉なことだと感じる。

男にとって、女からアドバイスされることは、問題が解決できない無能者の烙印を押されるのと同じだ。ひとりで解決策を見つけるべき男にとって、アドバイスを求めるのは弱さをさらけだすようなものだから、男は悩みがあってもぜったい口にしない。男は他人にアドバイスや解決策を示すのは大好きだが、女からのアドバイスは受けたくないのである。

なぜ女は、男が解決策を出すと腹を立てるのか？

女の脳は、おしゃべりを通じて相手と交流する配線になっている。だから話すこと自体が目的であり、話しているときに答えや解決策は求めていない。ここにカップルが陥りやすい落とし穴がある――女は今日あったことを男に話し、同じ気持ちを分かちあいたいだけなのに、男は解決するべき問題が提示されたと思って、アドバイスをはじめてしまうのだ。自分の話を聞いてもらえない女も、自分の解決策を受けいれてもらえない男も腹を立てる。「どうして黙って話を聞いてくれないの？」と女は叫んでドアを閉め、男はその背中に向かってどなる。「俺の意見が聞きたくないのなら、最初から話をするな！」――男も女も、自分の話がないがしろにされていると憤慨する。

男は女の問題を解決してやることで、愛情を表現しているつもりなのだ。でも女は、男が自分に無関心だし、気持ちを踏みにじっていると感じてしまう。

ケーススタディ――サラとアンディの場合

今日サラはさんざんな目にあった。職場では、仕事の失敗を上司からねちねちと責められたし、財布はなくすし、爪まで割れてしまった。こんな日は早く家に帰って、アンディとおしゃべりするしかない。

ところがアンディのほうも、今日は大変な一日だった。重大な案件をいくつも未解決にしたまま会社を出てきた。明日までに、対応策を見つけておかなくてはならない。帰り道でも、頭のなかはまだ仕事のことでいっぱいだ。

家に着いたアンディは、「ただいま」とぶっきらぼうに言ったきり、居間のソファに腰をおろすと、テレビのニュースを見はじめた。サラは料理のできぐあいを確かめ、あと一五分で食事よと告げる。アンディは思った。「一五分あるのか！　食事の前に静かに考えごとができるな」そしてサラは思った。「一五分あるわ！　食事の前にひと通り話ができるわね」

サラ「今日はどうだった？」
アンディ「ふつうだったよ」
サラ「私は人生最悪の日よ。もう耐えられない！」
アンディ「(目はまだテレビ画面を追っている) 何が耐えられないって？」
サラ「だって上司がひどいのよ。今朝会社に行ったらいきなり、私をなじりだすんだもの。新しい宣伝キャンペーンの準備がどうしてまだ終わらないのかって。今週末には全部用意しないと、来週の月曜にはクライアントが来るっていうの。でも私は別のプロジェクトを優先させていたのよ。そっちが急ぎだっていうから。二つの仕事をいっぺんに片づける時間なんてないわ。そう言おうとしたら、言い訳は聞きたくない、金曜日までにキャンペーンの詳細を作ってデスクに置いておけですって。信じられる？　こっちの話を少しも聞いてくれないのよ……（しだいに感情が高ぶる）……おまけに最後の変更があるかもしれないから、金曜の六時からミーティングだって。もう仕事なんかやめたいわ。こんなのたくさんよ……」

アンディ「なんだ、簡単なことじゃないか……二つのプロジェクトは同時にできないから、どちらを優先させたいのかはっきり聞けばいい。明日上司に言ってやれよ。この締切りはどう考えても不可能だから、先に延ばすか、それとも人を増やしてくれって」

サラ「（感情的になって）信じられない！　上司が私に命令ばかりして、聞く耳を持たないと思ったら、今度はあなたまで私に指図するの？　どうして黙って話を聞いてくれないの？　男の人のしたり顔はもううんざり！」

アンディ「僕の意見を求めてないなら、僕に話さなきゃいいだろう。グチなんかこぼさずに、自分で解決すればいい。僕だっていろいろ問題を抱えてるけど、自分で解決策を考えてるんだ！」

サラ「（涙声で）ああそう、わかったわよ！　ちゃんと話を聞いてくれて、私のどこが悪いなんて言わない人をよそに探すから。ご飯はひとりで食べなさいね。私は出かけてくるわ。帰りは何時になるかわかりません！」

こんな場面は、国を問わず男と女のあいだでしょっちゅう繰りかえされている。サラは傷ついてがっくり落ちこみ、自分は愛されていないと思う。アンディも自分の価値が認められず、当惑している。何しろ、彼が最も得意とする問題解決能力をサラに批判されたからだ。

では、せっかくの楽しい夕食をだいなしにしないためには、どうすればよかったのだろう？　さっきの場面をやり直してみよう。

サラ「今日はどうだった？」
アンディ「まあまあかな。明日の朝までに考えなくちゃいけない問題があるんだ。それさえ考えがまとまれば、気が楽になるんだけどな」
サラ「私は人生最悪の日よ。もう耐えられない！」
アンディ「どうしたんだい、かわいそうに！　話を聞いてあげたいのは山々だけど、そのまえに一五分だけくれないか？　仕事のことで、考えを整理してしまいたいんだよ。食事のときは、きみの話を聞くことに集中するから」
サラ「いいわ……私は料理のぐあいを見てくる。準備ができたら呼ぶわね。ワインでも飲む？」

アンディ「それはいいね……もらうよ」

アンディは考える時間が欲しいと言い、サラもそれを認めた。おかげでアンディは、自分の問題について考えをめぐらせる時間と場所を確保することができた。サラのほうも、食事のときに話を聞いてくれるとわかっているから、安心している。

さあ、いよいよ食事がはじまった。

サラ「うちの上司ったらひどいのよ。今朝会社に行ったらいきなり、私をなじりだすんだもの。新しい宣伝キャンペーンの準備がどうしてまだ終わらないのかって。今週末には全部用意しないと、来週の月曜にはクライアントが来るっていうの。でも私は別のプロジェクトを優先させていたのよ。そっちが急ぎだっていうから……」

アンディ「(関心があることを表情で示しながら)おやおや……それはひどいね。きみがどんなに働いてるか、彼にはわからないんだろうか。こんなにストレスがのしかかってるのに」

サラ「ストレスなんてものじゃないわよ！　とにかく、私は説明しようとしたの。急ぎのプロジェクトに時間をとられているので、まだキャンペーンのほうは完成していませんって。ところが上司は話を途中でさえぎって、言い訳は聞きたくない、とにかく金曜日までに詳細を作ってデスクに置いておけ、の一点張り。信じられる？」
アンディ「（アドバイスしたい気持ちをこらえ、心配そうな表情で）その上司は、ずいぶんきみに辛く当たっているね」
サラ「とにかく話を聞こうとしないの……急に話題を変えて、ぎりぎりまで変更があるかもしれないから金曜の午後六時からミーティングをするって言うし。こんなにストレスがたまるのなら、もうやめてしまいたいわ」
アンディ「（サラの肩を抱いて）ハニー、今日はほんとうに大変だったね。何がしたい？」
サラ「今夜はもう寝て、明日の朝は早く起きることにするわ。今日はもうくたびれて、議論する気が起こらないの。でも話を聞いてくれてありがとう。すごくうれしかったわ……」

アンディはその場で解決策を出さなかったおかげで、口げんかを未然に防ぎ、ワインにありつき、カウチでひとり寝をせずにすんだ。サラも彼に考える時間をあげただけで、お決まりの言いあらそいを防ぐことができた。

衝突を避けるには

腹が立ったり、ストレスがたまっておしゃべりしたくなったら、女は男にこう言えばいい。「ちょっと話がしたいんだけど。でも聞いてくれるだけでいいのよ。解決策は欲しくない」男は二つ返事で承知するだろう。自分が何をするべきか、具体的に指示されているからだ。

男のほうも、女が解決策を求めているのか、ただ話がしたいだけなのかわからないときは、はっきりこうたずねよう。「僕は男として聞こうか、それとも女として聞いたほうがいい？」男として聞いてくれと言われたときだけ、アドバイスをしてあげよう。こんな風に、それぞれが役割をはっきり把握していれば問題は起こらない。

アドバイスをするという行為は、男と女で受けとめかたが正反対だ。男は愛情と思いやりを示しているつもりでも、女には話を聞く気がない態度と見られる。ここで得られる教訓には、単純だがとても大きな意味が込められている。男は共感を示してやること。女がどうしてほしいかわからないときは、素直にたずねること。そして女は、男に何を期待しているのか明確に伝えることだ。

2　どうして男は、リモコンでせわしなくチャンネルを変えるの？

リモート・コントロール（名詞）

（女）テレビのチャンネルをひとつずつ切りかえる装置。
（男）二分半で五五チャンネルをざっと見るための装置。

はるか昔、狩りを終えてねぐらに戻ってきた男たちは、腰をおろしてたき火の炎をじっと見つめていた。男にとって、これはたまったストレスから解放され、翌日の活動に備えて気力と体力を充電するための大切な日課だった。

現代に生きる男たちも、やはり一日の終わりにはぼんやりとたき火を見つめたくなる。ただし昨今はたき火よりも、新聞や本、リモコンといった小道具が使われる。筆者たちが、アフリカのボツワナに広がるカラハリ砂漠の北、オカバンゴ湿原を訪ねたときのことだ。村の小さな小屋の屋根に、衛星放送を受信するパラボラアンテナが立っていたので、なかに入ってみた。すると砂漠に暮らすブッシュマンたちが、一台のテレビの前に座っていた。彼らはめいめいリモコンを持って、好き勝手にチャンネルを変えていたのである。

ひっきりなしにチャンネルを変えることは、女がいやがる癖の代表格だ。夫が死んだら、胸の上で組んだ手にリモコンを持たせてやるわ、と息まく妻も多い。

もちろん女だって、長い一日を終えてリラックスしたいときにテレビを見る。ただしそれは、人間どうしの触れあいとか、感情がこもった場面に没頭するためだ。女の脳は、俳優たちの言葉や身ぶりを鋭く読みとり、登場人物の関係を予測するのが得意だ。また、あいだに入るコマーシャルも楽しみだったりする。

しかし男にとって、テレビを見ることは女とはまったく別のプロセスだ。問題を解決したがる男の脳は、なるべく早く要点を把握したい。いろんなチャンネルを飛びあるくことで、各番組の問題点を見抜き、解決策を導きだしたいのである。また男は、困難に直面する他人を見ることで、自分の困難を忘れようとする。男は一度にひとつのことしか集中できないから、自分に責任のないところで他人が苦しむのを見ていると、自分の心配ごとを忘れられる。テレビにかぎらず、ネットサーフィンや、車の修理、庭の水まき、スポーツクラブでの運動、それに大好きなセックスなど、ほかのことに集中しているあいだは、悩みが消えて自信を持っていられるのである。

男と女のこのちがいが、往々にして面倒を引きおこす。新聞を読んだり、リモコンでチャンネルを切りかえている男に、女が話しかける。しかし反応がないので、女は「いま私は何て言った？」とテストしたりする。すると腹立たしいことに、男はちゃんと答えられるのだ。男の耳には、たしかに女の話が入っている。ただし、新聞を読むというひとつの作業に脳がかかりっきりになっているので、言葉を記録しているだけで、内容の分析までできていない。

また女は、話をしようと思っても心ここにあらずだと言って男をなじる。男は女の存在を身近に感じているから、そう言われても困ってしまう。でも女は、気持ちもこちらに向けてほしいのだ。男があからさまに無関心な態度をとると、女は無視されていると思って怒りだす。男のほうも、息抜きの時間さえないのかといらだつだろう。女に解決策を出してやろうとして、はねつけられたあとならなおさらだ。女が強く押せば押すほど、男は抵抗する。そして男が抵抗すればするほど、女は怒りを募らせる。

対応策

チャンネルをしょっちゅう変える男には、いらいらするからやめてくれと冷静な口調で話をする。それでも効果がなかったら、リモコンを隠すか、自分専用のリモコンを持つか、テレビをもう一台買う。

3　どうして男は、道に迷っても素直にたずねられないの?

男は一〇万年以上ものあいだ、獲物を追ってしとめるために空間能力をひたすら伸ばしてきた。遠くまで狩りに出かけても戻ってこられるよう、方向感覚を磨き、直感的に道を見つけだす能力も身につけた。だから男の三人にひとりは、窓のない部屋に入っても、かなり正確に北の方角を指せる。女でそれができるのは五人にひとりしかいない。

残念ながら、この方向感覚だけは、あとから努力して習得できるものではない。あるかないかのどちらかだ。男の右脳は鉄分濃度が高いので、方位磁石のように北を感じとるのではないかという説がある。大きなスタジアムでトイレに行ったあと自分の席を探しあてたり、広い駐車場で自分の車を見つけられるのも、やはり方向感覚が優れているからだ。

道を見つけだすことは、男が最も得意とする能力のひとつだ。逆に言うと、道に迷ったことを認めるのは、自分が敗者だと認めるに等しい。とくに女がいるときは、道に迷ったと告白するくらいなら、女になじられるほうがましなのだ。男がさっきから同じ道を何度も行ったり来たりしているのに気がついたら、助手席の女はぜったい批判してはいけないし、アドバイスすることも禁物だ。さもないと車から放りだされ、歩いて目的地に行くはめになる。

対応策

道路地図を買って車に常備しておこう。カーナビもそれほど高くないので、誕生日やクリスマスにプレゼントするのもひとつの方法だ。空間能力に優れた男にとって、カーナビぐらいぴったりのおもちゃはない。これを使えば男はぜったいに道を迷うことはなく、二人の愛もぜったいに失われない。

それから、緊急時に役だつアイデアをひとつ紹介しよう。男が道に迷ったら、トイレに行きたいと言ってガソリンスタンドかどこかに停まってもらうのだ。あなたがトイレに行っているあいだに、男は飲み物でも買う振りをして店員に道を聞くことができる。

たった一個の受精卵を作るのに、どうして精子が四〇〇〇万個も必要なの?

——どの精子も道を聞こうとしないから。

4 どうして男は、トイレの便座を上げたままなの?

欧米では一九世紀まで、トイレは家の裏手に置かれた小さい箱ですませていた。女が用を足したいときは、安全のためにもうひとり女が付きそわなくてはならなかった。

男はいざとなったら自分の身は自分で守れるので、ひとりで行ってもよかった。というより男はトイレなど使わなかった——やぶのなかですませたり、何かを的にしてすませていた。この癖は現代の男にも受けつがれている。何もない野原のまんなかで小便をする男はいない。動物のように壁や木に向かってしたがるのは、自分の縄張りをマーキングする本能も働いているのだろう。

しかし一九世紀後半に水洗式トイレが発明されたことで、トイレはそれぞれの家や公共の建物のなかに設置されることになった。それでも女が連れだってトイレに行く習慣は変わっていない。でも「なあフレッド、俺はいまからトイレに行くんだが、いっしょにどう?」と言う男はいない。

現在の公共トイレは、ほとんどが男女別になっている。女性用は個室のなかに便座があるだけだが、男性用は個室とは別に小便器が壁に取りつけてある。女は小でも大でも便座に腰かけるのに対して、男がトイレで座る時間はその一～二割ほどしかない。

家庭用トイレは、男女が同じように使えるように設計されているはずだが、現実には男が不利益をこうむっている。男は自宅のトイレで小用を足すとき、便座を上げなくてはならない。そうしないと便座が濡れて女が困るからだ。そして便座を下ろすのを忘れようものなら、女からこっぴどく叱られる。男はそれが不満でたまらない。女が便座を上げておいてくれればいいじゃないか?

あらゆることをお決めになった神だが、アダムとイヴに選ばせたことが二つだけある。ひとつは、立ったまま小用を足す権利だ。アダムはそれが大いに気にいったので、ぜひ自分のものにしたいと神に頼みこんだ。

イヴは余裕の笑みを浮かべて、そんなに欲しいならどうぞと譲った。

アダムは嬉々として木に発射し、オシッコで砂のうえに絵を描く。そんなアダムの姿に、神も満足そうだった。

そして神はイヴに言った。「では、もうひとつはおまえのものだ」

「ありがとうございます」イヴは礼を述べる。「それは何でしょうか?」

神はにやりと笑って答えた。「終わりのないオーガズムだよ」


数年前、スウェーデンのフェミニズム団体が、男性用の小便器を廃止するべきだという主張をはじめた。立ったまま小用を足すのは「男らしさを見せつける」行為であり、女性をおとしめるからというのである。もっともこの運動はあまり支持されなかった。

しかしアメリカでは、時代の最先端を行く広告代理店のトイレから、男性用の小便器が消えようとしている。それは男女差別をなくすためというより、トイレを全部個室で区切り、男女共用にすれば、費用やスペースを節約できるからだ。また二〇〇〇年にはオランダのメーカーが世界初の「女性用小便器」を売りだしたが、それが人びとのトイレ習慣を変えたという話は聞かない。

男性読者からの手紙

男のペニスは、ときどき持ち主とは別の意思を持つことがあります。そのことを女性も理解するべきです。小便器が満員で、個室を使うことがありますが、いくら完璧にねらいを定めたと思っても、ペニスはトイレットペーパーに飛沫をかけたり、ズボンの左側を濡らしたり、しずくを靴にたらしたりするのです。いいですか、ペニスというやつは信用が置けないのです。

妻と結婚して二八年、私はもうすっかり飼いならされました。もはや私は、男らしく立って小便することは許されません。座ってしなければならないのです。それがいちばん得だということを、妻に叩きこまれました。夜中にトイレに立った妻が、小便で濡れた便座に腰かけたり、便座が上がったままの便器にはまりこんだりすれば、私は寝ているあいだに殺されるでしょう。

男に非はないことを、女性は理解してほしいのです。トイレを清潔に保たなくてはならないことは充分承知していますが、コントロールできないこともあるのです。それは過失ではなく、母なる自然のなせるわざです。もし自然が父だったら……こんな問題は起こらなかったでしょう……。

いわゆる朝立ちも、話をややこしくする原因のひとつだ。その状態だと、便器に正確にねらいをつけることがいっそう困難になり、壁紙を濡らすような事態が発生する。たとえ便座に腰かけても、構造的な問題が発生する。これは男にしか理解できないことだ。先ほどの手紙の主によると、彼はひとしずくもこぼさないために、身体を折りまげて便器に近づける「空飛ぶスーパーマン」スタイルを編みだしたという。

便座が上がっていようと下がっていようと、男は気にしていない。男がうっとうしく感じるのは、便座を下げることを女から要求されるときだ。もっと穏やかな言いかたでお願いするとか、女が自分で便座を下げればいいのに、と不満を感じている。

対応策

オシッコは座ってするよう男に頼もう。もし男が拒絶するようなら、冷静に、しかし断固たる口調で、イスラムの男は毎日座って小便しているが、彼らの男らしさは少しも損なわれていないと指摘する。それでも男を説得できなかったら、家庭内に新ルールを設けて、トイレ掃除は男の役目にする。毎日トイレの床を拭いて、自分がこぼしたものは自分で始末してもらうのだ。そうすれば男も、座ってしようという気になるだろう。

いちばん望ましいのは、トイレが二つある家を買うか、いまのトイレを改造して二つに分けることだ。それぞれを男と女の専用にすれば、汚すのも掃除するのも本人の自由なので、相手の使いかたにいらだつこともない。

5　どうして男は、女の買い物に付きあいたがらないの?

男はスーツ二着、ワイシャツ三枚、ベルト一本、ネクタイ三本、靴二足を八分間で買いそろえることができるし、それだけあれば、向こう九年間は何も買わなくてすむ。一二月二四日の午後四時三〇分にデパートに駆けこんで、家族全員のクリスマスプレゼントを四〇分以内に買うこともできる。連れも必要ない。

男にとって買い物は、医者の冷たい手であそこを触られる前立腺検査と同じくらいいやなものだ。イギリスの心理学者デビッド・ルイス博士によると、クリスマスの買い物をしているときに男が受けるストレスは、暴動の制圧に乗りだすときの警官のストレスに相当するという。ところが女は買い物が大好きで、ショッピングはストレス解消にはもってこいの手段だ。

男と女の進化と、脳の構造のちがいを調べれば、その理由はすぐにわかる。もともと狩猟者だった男は、A地点からB地点へと最短距離で移動する必要から、トンネルのように狭い視野しか持っていない。男が方向転換をするには、意識的な努力が必要なのだ。そのため、店内でほかのお客をかきわけてジグザグに進んだり、いろいろな店をはしごする行動は、男にとってかなりの負担になる。いっぽう女は周辺視野が広いので、混雑したショッピングモールでも縦横無尽に動きまわることができる。

女の買い物は、遠い祖先が食べ物を集めていたやりかたと同じだ。おいしい果物が実っていると聞くと、女たちは連れだってそこに出かける。そして気の向くまま足の向くまま、無計画にあちこち歩きまわる。そしておいしそうなものがあれば、味見をしたり、匂いをかいだり、手ざわりを確かめたりする。そのあいだも、連れの女たちととりとめのないおしゃべりが続いている。もし何も見つからず、そのまま帰宅するようなことになっても、今日が楽しい一日だったことに変わりはない。

だが男には、それは想像もつかない話だ。男どうしが行き先を決めず、目的も時間制限もないまま外に出かけ、手ぶらで戻ってきたら、それは失敗以外の何物でもない。会社の帰りに牛乳とパンと卵を買って帰ってねと頼んでも、男は頼まれたものはすっかり忘れ、なぜか特売のツナ缶とマシュマロを持って帰宅する。お買い得品を手に入れることは、男にとって獲物をしとめたのと同じ成果なのだ。

女が服を選ぶとき——天気、季節、流行、目や髪の色、行き先と用事、今日の気分を考慮する。

男が服を選ぶとき——椅子に引っかかったままの服をかいでみて、臭くなければOK。

男といっしょに買い物をするときは、いくつかコツがある。スーパーマーケットでは、ショッピングカートはかならず男に押してもらおう。男は「運転」が大好きだからだ。カーブを曲がったり、角度や速度を調整して空間能力が発揮できる。男はカートを押しながら、心のなかで「ブルルル」とエンジン音を発しているはずだ。

選んだ品物をカートに入れるのも、男にまかせる。雑多な品物をカート内にうまく納めるには、空間能力を発揮しなくてはならない。また男は買い物リストをわざと見ないで、自分の記憶力を試すのが好きだ。だから同じものを何個でも買ってしまう傾向がある。独身男のキッチンをのぞくと、ベイクドビーンズの缶詰が二六個に、トマトソースの瓶詰が九個もあるのに、それ以外は何もなかったりする。

男に買い物をさせるときは、明確な課題を与えること。ブランド、味の種類、大きさを指定し、それらの条件を満たした最もお買い得の品を選ばせるのだ。みごと課題を達成したらほめてやり、チョコレートなどのごほうびを買ってあげよう。

この買い物テクニックは、衣料品にも応用できる。買うべき服のサイズや色、素材、価格帯を男にはっきり指示するのだ。男の脳は、的を絞りこんだ作業になるとがぜん集中力を発揮する。

だが、これだけ工夫しても、男が買い物に付きあえるのはせいぜい三〇分までだ。どうしてもそれ以上時間がかかるときは、近くに大きなＤＩＹショップがあるところにしよう。最新型の電気ドリルを試せるから、男の時間つぶしにはもってこいだ。

私とバーバラはいつも手をつないでいます。
ちょっと手を離すと、彼女はショッピングをはじめてしまうものですから。

アラン・ピーズ

6 どうして男は、ところかまわずおならをするの?

男には困った癖が多いというのが女の言い分だが、それを裏づける証拠はない。女も同じくらい不愉快なことをしているが、男は細部にこだわらないので、気にせず受けいれているのだろう。女が無分別なことをしても、男はあまり気がつかない。

女が許せないと思う男の癖には、鼻をほじくる、げっぷをする、体臭を平気でまきちらす、何回も同じ下着をはく、股をぼりぼりかくといったことがあるが、筆頭にあがるのはやはりおならだろう。

おなら(名詞)
(女) 消化活動の困った副産物。
(男) 無限の楽しみを与えてくれ、自分を表現し、男どうしの絆を深めてくれるもの。

おならが出るのは身体と食生活が健全な証拠だが、洋の東西を問わずおならは女から嫌われている。しかし男は、一〇歳ごろからおならで遊びはじめ、人や動物の鳴き声をまねたり、ライターの火を近づけて青い炎を噴射させるといった芸にいそしむようになる。

放屁芸の第一人者だったジョゼフ・ポジュルという男は、一八九二年、パリの名高いムーラン・ルージュに出演してその芸を披露した。彼は何人もの登場人物の声を使いわける物語にはじまって、お尻の穴に挿した管でタバコをふかし、管の先に笛をつけて国歌を演奏したという。彼の芸は女性客に喜ばれ、なかには笑いすぎて気が遠くなり、病院に運ばれたご婦人もいたそうだ。

おならに関するデータ

男の九六・三パーセントはおならに寛容だが、自分がおならをしたことを認める女はわずか二・一パーセントしかいない。男の腸のなかでは一日一・五〜二・五リットルのガスが作られ、平均一二回のおならとなって体外に放出される。おならだけで、小さい風船が一個ふくらむ計算だ。女は一日に一〜一・五リットルのガスを出している。ものを食べているときにしゃべりすぎて、空気をいっしょに飲みこむとおならが多くなる。体内に取りこまれた空気の大半はげっぷとなって外に出るが、残りは小腸まで到達し、そこで生成されたガスと混ざって、思わぬ時と場所で飛びだすことになる。一九五六年、ロンドンに住むバーナード・クレメンスという男は、二分四二秒という放屁の最長記録を打ちたてた。

おならの成分は、五〇〜六〇パーセントが窒素、三〇〜四〇パーセントが二酸化炭素で、残り五〜一〇パーセントをメタンと水素が占める。メタンは炭鉱に充満すると爆発を引きおこすし、水素を使った爆弾は都市を丸ごと破壊する威力がある。メタンと水素のもとになるのは主に卵で、いわゆる「卵が腐ったような臭い」もこれらのガスが原因だ。

おならのもとになる食べ物

おならが出やすくなる食べ物といえば、カリフラワー、タマネギ、ニンニク、キャベツ、ブロッコリー、穀類のふすま、パン、豆類、ビール、白ワインなどだ。野菜や果物はだいたいどれもおならが出やすいので、菜食主義者はたくさんおならをするが、臭いはそれほどでもない。

おならを減らすには、ペパーミントやショウガが効果がある。また活性炭を使ったクッションをお尻に敷けば、おならの臭いを九〇パーセント吸収してくれる。

ウシやヒツジが出すおならは、大気中に存在するメタンガスの三五パーセントを占めていて、地球温暖化やオゾンホールの拡大の原因になっている。世界にとって最大の脅威は、テロではなくウシのおならなのだ！

おなら対策

最も効果的なのは、おならが出やすい食べ物を減らして、健康的な食事をすることだ。男には食後のコーヒーのかわりにミントティーを出そう。食べあわせに気を遣うことも大切で、炭水化物とタンパク質を同時にとらないほうがよい。

また食事中にあまり水を飲まないほうがいい。胃の消化液が薄まって、あとでおならが出やすくなるからだ。食べ物はよくかんでゆっくり飲みこむ。テレビを見ながら食べるのは良くない。

ペットを飼うのも一案だ。子犬や子猫はおならの音と臭いに驚き、うるさく鳴いて犯人をなじるだろう。

しかし最も効果満点なのは、お行儀良くしたらセックスのごほうびがあると約束することだ。ベッドでおならをされると、女はまるでその気がなくなることをはっきり教えてやろう。食生活の改善に励んだ結果、おならの回数が減ったら、男はもっと充実したセックスライフを満喫できるようになる。

ナイジェルはシャロンとデパートに出かけると、そしらぬ顔でおならをする癖があった。まわりの人が振りかえると、シャロンが顔を赤くしてもじもじするので、彼女が犯人扱いされてしまう。ナイジェルはそれをおもしろがるのだが、たいていあとで大げんかになった。彼はベッドでもおならをぶっぱなし、「愛情がほんものかどうか試している」と豪語してはばからなかった。

とうとうシャロンは、寝室とキッチンを「おなら禁止ゾーン」に設定した。外出中は、おならをする二分前に警告を発することをナイジェルに義務づけ、それが守れないときは、シャロンがすかさずバッグからティッシュを出して、「トイレに行ってくる?」とナイジェルに渡すことにした。

7 どうして男は、下品なジョークが好きなの?

男にとって、ユーモアの目的は三つある。第一に、とっておきのジョークでほかの男に差をつけるため。第二に、悲惨な状況を乗りきるため。第三に、時の話題について本音を語るためだ。

もともと笑いは、危険が迫っていることを仲間に知らせるための警告だった。人間と同じ類人猿のチンパンジーは、敵の攻撃を危ういところでかわしたあと、木に登って「フッフッフッハッハッハ」とまるで笑っているような声をあげる。これは仲間に危険を伝えているのである。また笑いは泣くことの延長線上にある。生まれてまもない赤ん坊にいないいないばあをすると、最初のうちはびっくりするやら恐ろしいやらで泣きだす。しかし、生命の危険がないことがわかるにつれて、赤ん坊は笑うようになる。最初は恐ろしかったことも、ただのいたずらに過ぎないとわかったから赤ん坊は笑うのだ。

笑っているときの脳をスキャンすると、男は左脳より右脳を刺激されたほうがよく笑い、女はその反対であることがわかる。アメリカのロチェスター大学は、男のユーモアセンスのありかを突きとめたと発表した――それは右目のちょうど上あたり、右前頭葉にあった。男が好むのは、論理的な段階をきちんと踏んでいるのに、最後に予測もつかない落ちがつくジョークだ。次に紹介するのは、どちらかというと冴えないジョークだが、男脳はこういうユーモアに弱い。

売春婦とあばずれのちがいは？
売春婦は誰とでも寝る。
あばずれは俺以外なら誰とでも寝る。

どうして男はペニスに名前をつける？
人生の重大事を、名前も知らないやつに決めさせてなるものか。

男は悲劇的な事件や身の毛がよだつようなできごとがあると、ジョークを言わなければと思ってしまうし、男性器をネタにすることがもはや強迫観念になっている。しかし女は自分の生殖器をジョークにしないし、名前もつけない。身体の内部に隠れていて、子孫を残すという大切な役割を果たす生殖器に失礼だからだ。
いっぽう男の生殖器は前に垂れさがっていかにも危なっかしい。男の楽しみや興奮は、いつもここから発していると言っても過言ではない。女のユーモアは、人間や人間関係、それに男を茶化すことを得意とする。

セックスが終わったあと、男にどんな言葉をかければいい？

何を言っても平気——どうせ寝てるから。

どんな恋人なら完璧？

午前二時までセックスしたあと、チョコレートに変身してくれるような人。

ジョークを覚えて蓄積する能力にかけては、男の脳は抜群に優れている。だから男は、わが子の友だちの名前は覚えられなくても、小学校四年生のときに聞いたジョークをいまでも言うことができる。走る車の窓からむきだしの尻を突きだして、歩道にいるおばあさんをびっくりさせることや、トイレの便座を接着剤でくっつけたり、おなら大会を開催したり、結婚する男を電柱にくくりつけたりすることが、男たちには楽しくてたまらない。

男にとってジョークは、重要なコミュニケーションの道具になっている。そのため悲劇的な大事件が起こると、すぐにそれをネタにしたジョークが生まれ、電子メールで世界中を駆けめぐる。ダイアナ妃の事故死だろうと、二〇〇一年九月一一日の同時多発テロとそれに続くオサマ・ビンラディン狩りだろうと、男の脳はすぐさまジョーク作りに取りかかる。

オサマ・ビンラディンには兄弟姉妹が五三人、妻が一三人、子どもが二八人いて、総資産は三億ドルを超えるそうだ。でも彼は、「何でもやりすぎる」アメリカを憎んでいる。

これが女だったら、悲劇や災難に見舞われた人に率直な同情を示すだろう。しかし男はむしろ感情を引っこめてしまう。このように、感情を激しく揺さぶられる事態に直面したとき、男と女では反応のしかたがまるで正反対になる。男がどんな事件でもジョークにしてしまうのは、なるべく感情を表に出さないで「話題にする」手段なのだ。男にとって、強い感情に翻弄されることは弱さのしるしなのである。

ジョークやユーモアは痛みをやわらげる

人間が泣いたり笑ったりすると、脳からエンドルフィンという物質が出て全身を駆けめぐる。エンドルフィンはモルヒネやヘロインと化学構造が似ていて、鎮痛作用があるだけでなく、免疫システムを強くする働きもある。だから幸福な人は病気になりにくいし、不幸のどん底にあって愚痴ばかりこぼしていると、体調も悪くなってくる。

おもしろいジョークに大受けして、腹を抱えて爆笑したあと、頭がぼうっとした経験はないだろうか？　それは脳から放出されたエンドルフィンが「ナチュラル・ハイ」を作りだしたためで、一種の「酩酊」状態になったのだ。ふだん笑うことがあまりない人は、それと同じ感覚を味わうために、薬物やアルコール、セックスにのめりこんだりする。たとえばアルコールは心理的な抑圧を軽くするので、お酒を飲むと笑いが起こりやすくなる。

「笑いすぎて涙が出ちゃった！」というように、大笑いのあとに泣いてしまうこともよくある。また、心身に痛みを感じたときも涙が出る。涙には、エンドルフィンと同じように鎮痛作用を持つエンケファリンが含まれている。つまりエンドルフィンとエンケファリンは、苦痛を忘れるための自己麻酔薬なのである。

ジョークの多くは、登場人物がとんでもない災難に巻きこまれたり、痛い目にあう設定になっている。ただ私たちはそれが現実でないことを知っているので、大いに笑ってエンドルフィンを分泌できる。もしそれが現実のできごとなら、私たちは涙を流し、今度はエンケファリンが分泌される。このように、涙は笑いの延長であることが多い。誰かの死に直面したとき、たいていの人は涙をこぼすが、あまりに衝撃が強くてその事実を受けいれられないときは、笑いだすこともある。そして死を実感したとき、はじめて笑いは涙に変わるのだ。

感情面の苦痛を笑いで麻痺させるのは、もっぱら男の手法である。それでも、心をひどく揺さぶられて話ができないときは、いくらジョークを聞いても笑えなくなる。それを見た女は、男はなんと無情で鈍感なのかと思うだろう。男は自分の性生活をめったに語らないかわり、ジョークに置きかえて意見を交換する。女はというと、親しい友だちにはセックスライフをこと細かく話して聞かせるので、ジョークの助けを借りる必要がない。

最後に——悪いのは彼のお母さん

女は男のことを、いつまでもやんちゃな子どものままだと思っている。脱いだ服は床に散らかしっぱなしだし、家の手伝いはちっともしないし、ものを探すのがへただし、道に迷っても人に聞かないし、上げ膳据え膳が当たり前だと思っているし、自分がまちがっていても決して認めない。

女はほかの誰かを養い、いつくしむように脳が配線されていて、とくに息子に対してはその態度が顕著になる。だから息子が脱ぎすてた服を拾って歩き、息子の好きな料理を作ってやり、服にアイロンを当て、おこづかいを渡し、人生の荒波から守ってやろうとする。

その結果、男の子の多くは家事の技術や能力をほとんど身につけず、異性との関係の築きかたも知らないままおとなになる。彼らが心惹かれるのは、母親のようにかいがいしく世話をしてくれる女だ。付きあいだしてまもないころは、女も喜んでその役回りを引きうけるが、それが一生続きそうだと思ったとたん興ざめする。男の世話ばかり焼いていると、母親としか見てもらえないことを女は肝に銘じておくべきだ。男はどうなったり、かんしゃくを起こすようになり、あげくに去っていくだろう。母親に性的魅力を覚える男など、ひとりもいない。

男のしつけをやり直す

しつけの方法は、相手がおとなでも子どもでも同じだ。良いことをしたらごほうびをやり、そうでないときは無視する。たとえば、男が脱いだ服や身体を拭いたバスタオルを床に置いたままにしていたら、洗濯かごに入れないものは洗わないと穏やかに説明する。それでも男が守らないときは、床に落ちた衣類はそのまま放置する。それでは家が散らかって不快というのであれば、ビニール袋に入れて押入れやベッドの下に突っこんでおき、場所だけ男に教えておく。大切なのは、自分の意図を事前に知らせることと、攻撃的になったり、当てこすりを言ったり、審判を下すような態度をとらないことだ。

そうしないとかえって逆効果になる。きれいな下着やタオルが底を尽いても、それは本人の問題で、あなたの知ったことではない。

同じように、道具類ややりかけの仕事がそのまま放りだされていたら、戸棚や引き出しにしまえばよい。まちがっても、本人に便利な場所に戻してやってはいけない。それでは、好ましくない行動がかえって強化されるだけだ。つい片づけてやりたい衝動に駆られるが、そこはがまんしないとしつけのやり直しはできない。そして男が自分で片づけたら、笑顔と感謝の言葉をごほうびにあげよう。服を拾うなどという当たり前のことでお礼を言うなんて、と憤慨する女もいるかもしれない。だが巣を守ることが本来の役目でなかった男には、家のなかを整頓するという発想そのものが存在しないのだ。男のあとを追いかけていちいち片づけることは、母親の役目を引きうけ、その立場に甘んじるのと同じである。

脳の働きさえ理解すれば、男といっしょにいておもしろいと感じられるはずだ。皮膚の色がちがっても、宗教や文化が異なっても、男はやっぱり男なのである。

男と言いあらそったり、不満を募らせたり、腹を立てるよりも、男をうまく操縦したほうがいい。そうすれば男も女もいつまでも幸せに暮らせるはずだ。もしかすると、「女をいらだたせる男の七つの行動は？」と聞かれても、女が思いつくのはせいぜい三つ、という日が来るかもしれない……。

第3章　どうして女はすぐ泣くのか?

◎女の涙は最強の脅し

この章では、(主に)女が駆使する恐るべき心理テクニックを取りあげる。ここに登場するエピソードはすべて実話である。

心から泣きたいと感じて泣くことだってもちろんあるが、他人の感情を操る手段として涙が使われることも多い。それを活用するのは圧倒的に女のほうだ。女は、涙を流すことで相手に自己嫌悪の念を呼びおこし、その結果、自分の思いどおりに相手を操縦する。意識していようといまいと、これが相手をコントロールするメカニズムだ。ねらいはひとつ——夫や恋人、子ども、親、友人に、本来ならやらないような行動をさせること。また女は、悪いことをしてしまったとき、罰を軽くしてもらうために泣くこともある。相手を操作したり、はったりをかますうえで、涙は強力な武器だ。この章ではその秘密を暴くことにしよう。

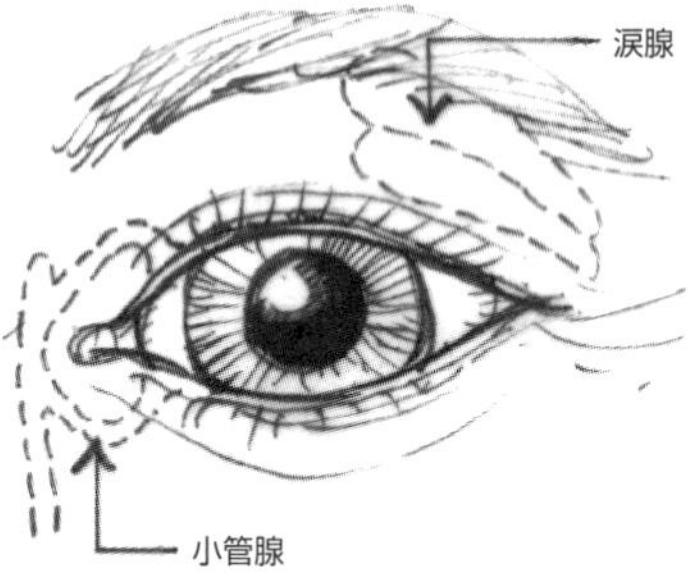

涙腺は水道の蛇口、涙小管は排水管のようなもの

なぜ女のほうがよく泣くのか

涙は目の上にある涙腺でたえず作られ、二本の涙小管に吸いこまれて鼻腔に送られている。しかし感情が高ぶったり、苦痛に襲われると、涙の量が増えて排水がまにあわなくなり、あふれた涙がほおを伝って落ちることになる。

生まれおちた赤ん坊が泣くのは、おとなに愛おしいと思わせ、守ってやらなくてはという気持ちを呼びおこすためだ。赤ん坊にとって泣くことは、欲しいものを手に入れる手段なのだ。女は赤ん坊の泣き声を七種類まで聞きわけて、何を要求しているか察知することができる。また女の涙腺は男より活発であり、情緒面の反応が強い女脳の活動とも足並みが揃っている。男が人前でめったに泣かないのは、ほかの男に感情を見せると、つけこまれて攻撃される危険があったからだ。しかし女の場合、ほかの女の前で感情をあらわにすることは、信頼のあかしである。そんなとき、泣く側は赤ん坊になり、慰める友人は親の立場になる。

泣くという行為には、三つの目的がある。

1　目薬がわり

動物学者によると、これは生きものがまだ水中で暮らしていたころの名残りだという。涙腺から分泌された涙は目をうるおし、涙小管を通って鼻腔に排出される。このとき涙とともに、塩分やその他の不純物を洗いながす——これはほかの霊長類に見られない特徴だ。また涙にはリゾチームという酵素が含まれており、これがバクテリアを殺して目を病気から守っている。

2　ストレス軽減

涙の成分を分析すると、目からあふれて流れでる涙と、目の表面をおおっている涙では、含まれるタンパク質の種類が異なる。どうやら身体は、ストレスで生じる有毒物質を体外に出すのに涙を利用しているようだ。女が泣いたあとすっきりしたと言うのはそのためだろう。また涙には、体内で作られる天然の鎮痛剤エンドルフィンが含まれていて、これもつらい気持ちをやわらげるのに役だっている。

3　感情のシグナル

アシカやラッコは、子どもを亡くして打撃を受けたときに泣くという。だが自分の感情が高ぶったときだけでなく、他人の感情を操作するときに泣くのは人間だけだ。涙を流すのは、抱きしめて慰めてほしいという合図になっている。また泣いているとオキシトシンというホルモンが分泌され、誰かに寄りそい、触れてもらいたい欲求が強くなる。

アシカもラッコも、自分が悲しいときしか泣かない。涙で他人を操縦するのは人間だけ。

泣きおとしという脅し

親しい人間が、自分の言ったとおりにやらないと罰を与えるとほのめかしたり、大変な目にあうとさりげなく匂わせる。それが心理的脅迫だ。相手はあなたがひた隠しにしている秘密や弱点を知っていて、それをネタに言うことを聞かせようとする。このとき絶大な威力を発揮するのが、「泣きおとし」という方法だ。

ケーススタディ――ローズマリーの場合

ローズマリーの夫グレッグは、妻の母親とそりが合わない。グレッグのことが気にいらない母親は、何かにつけて夫婦のあいだにトラブルの種をまいていた。

ところがある日、ローズマリーの母親が倒れた。四か月の入院生活を終えて退院したものの、身体が弱っていてひとり暮らしはおぼつかない。ローズマリーは母親を引きとりたいが、そんな話をへたにしようものなら、グレッグがどんな反応を示すかわかりきっている。ローズマリーは、慎重に時と場所を選んだ。

その夜、ローズマリーはいつもよりおしゃれをして、夕食にはグレッグの好物を用意した。やがてグレッグが帰宅する。ローズマリーはグラスにワインを注いでやり、今日はどうだったかとたずねる。こうして夕食のテーブルにつくころには、グレッグはすっかりくつろいでいた。

デザートもすんでひと息ついたとき、ローズマリーは両手でほおづえをついた。ただならぬ様子に、グレッグがどうしたのかとたずねる。「何て言えばいいのか……もうどうしようもないわ」その言葉を聞いて、グレッグは妻の手に自分の手を重ねた。「ロージー、どうしたんだい？　僕が何か悪いことをしたかな？」しかしローズマリーは、悲しげに首を横に振った。「いいえ、グレッグ。あなたは悪くないの。ただ……」そう言うなり、ローズマリーの目が涙でうるんできた。

グレッグは妻の肩を抱きよせて、いったいどうしたのか教えてくれと懇願する。しかしローズマリーは涙混じりに「いいの、だいじょうぶよ、グレッグ。自分で何とかするわ。ごめんなさいね」と言うばかりだ。それでもグレッグは心配している。「ほんとうにだいじょうぶなのかい？　いいから僕に話してごらん」するとローズマリーは顔を上げ、涙でうるんだ瞳でグレッグを見つめた。「いいえ、言ったらあなたは怒りだすわ。そんなの耐えられない。きっとあなたにはわかってもらえないもの」グレッグの脳裏に最悪のシナリオが浮かんでいた。ローズマリーに好きな男ができたにちがいない。

ローズマリーは身震いし、まぶたを押さえて深くため息をついた。「母のことよ。最近すごく弱ってきて、心配でたまらないの。私が世話をしたいけど、この家で同居するなんて、あなたはいやでしょう？　だから私ひとりの胸にしまっておこうと思っていたの――でも母があの家にたったひとりで暮らすなんてかわいそう。もしまた倒れても、誰も助けてあげられないのよ。ああ、グレッグ、どうしたらいいの？　これがあなたのお母さんだったら、私はきっとお世話するわ。でも……」ローズマリーはそう言ったきり、いつまでもすすり泣くのだった。

義理の母親と暮らす？　最初グレッグは、そんなことは考えるのもごめんだった。だがローズマリーの涙を見ると、しだいに罪の意識にさいなまれるようになった。妻を愛しているなら、彼女のために犠牲を払うべきじゃないのか？　それが真の愛情というものではないのか？　もしかすると、自分は利己的で了見の狭い男なのかもしれない――ローズマリーもそう思っているだろう。ついにグレッグは、一か月同居して様子を見ることにした。しかしローズマリーは、一度母親が敷居をまたいだら、あとで追いだすことなどできるはずがないことをわかっていた。それからは、グレッグが何か異議を申したてるたびに、涙まじりに非難され、グレッグが自己嫌悪に陥るというパターンが定着した。

ローズマリーのやりかたは、典型的なゆすりの手口だ。

被害者――グレッグ。妻が心理的に打ちのめされていると、罪の意識を感じてしまって強い態度に出られない。
加害者――ローズマリー。夫の弱点を知っている。
要　求――ローズマリーの母親を同居させること。
脅　し――要求が通らないと、グレッグはローズマリーの愛を失う。
抵　抗――グレッグは最初のうちは協力を拒む。
服　従――グレッグは妻の要求をのむ。
継　続――その後も意見が衝突するたびに、ローズマリーは泣きおとしで勝ちをおさめる。

泣きおとしという手を使う人間は、身近にかならずひとりはいる。ローズマリーのように、要求がはっきりしている場合もあれば、何が欲しいか決して口にしないまま、望んだとおりの結果をまんまと手に入れる者もいる。しかし家族や友人は、この戦略になかなか気がつかない。

男と泣きおとし

泣きおとしに関しては、男は被害者になることが多い。そもそも男は、何か希望があれば単刀直入に言う。だが女は波風を立てず、奥歯にもののはさまったような言いかたしかしない。家を守ることが第一の女は、まわりの者に好かれたいという強烈な衝動を抱えている。パートナーや子どもたち、ご近所や職場の人など、他者との関係をはぐくむことを繰りかえしてきた女の脳は、人間関係をうまく機能させることを最優先させたいのだ。そのため、拒絶される危険を冒してまで要求を直接ぶつけるより、泣きおとしという心理作戦に頼ろうとする。

男も泣きおとしをすることはあるが、女ほどではない。狩猟者である男は、直截で一気に盛りあがるやりかたを好む。だから男の脳は、感情面では単純なままだ。

もし男が母親を同居させようと思ったら、まずパートナーに花束を贈るだろう。だが男の作戦はここまで。すぐに本題に移って、いろいろな問題点を列挙し、感情をまじえずに淡々と話をする。家を増築するとか、訪問介護をしてもらうとか、週末は夫婦水入らずで過ごすとか、そういった具体的な提案もするだろう。自分はこうしたいからみんな従うように、と有無を言わせないときもあるし、遠まわしに同意を求めることもある。いずれにせよ、女はおとなしく言うことを聞く。

　男は準備を整えてから、核心をずばりとついたやりかたで希望を通す。
　女は泣きおとしで希望を通す。

　歴史的に見ても、男は女より支配的な立場にあったので、はっきり命令を出すことができた。低い地位にあった女が欲しいものを手に入れるためには、どうしても小賢しい手段に頼らざるを得なかった。
　もっとも状況によっては、男も泣きおとしに出ることがある。たとえば、ガールフレンドとセックスしたい若者は、あの手この手で彼女の気持ちにつけこもうとする。

ケーススタディ――ダミアンの場合

　ダミアンとエリカは、これまで二度デートをした。別れぎわ、二人は抱きあって熱いキスを長々と交わした。でもエリカはその先を許してくれない。彼女とセックスしたいダミアンは、いらだちを覚えていた。

そして三度目のデート。映画を見たあと、ダミアンは豪華な食事を奮発した。店を出てから、ダミアンは薄暗い駐車場に車を停め、エンジンを切る。エリカにキスをしながら、ダミアンの手は彼女の上半身をまさぐった。五分ほどおたがいを愛撫して、いよいよダミアンが彼女のスカートの下に手を入れかけたとき、エリカは彼の手を払いのけた。前回もそうだった。とうとうダミアンは、彼女を問いただした。

「きみのことが大好きで、愛しあいたくてたまらないんだ。僕たち、相性もぴったりだし」ダミアンはそう言うものの、エリカは半信半疑だ。「ごめんなさい、ダミアン。私もあなたが好きよ。でもまだ早すぎると思うの。だって、デートもまだ三回しかしていないし。そのときが来るまで待ってちょうだい」

ダミアンは彼女の耳元にささやく。「ベイビー、そんなこと言わないで。きみだって愛しあいたいんだろう。僕にとっては、いまが『そのとき』だ。きみのことがもっと知りたい。こんな気持ち、ほかの誰にも感じたことはないんだよ」

それでもエリカは身体を離す。「だめ、ダミアン……ごめんね……あなたのことが好きだけど、まだ心の準備ができてなくて」

ダミアンはすっかりしょげている。「そうか……きみも僕と同じ気持ちだと思ってたけど……きみの本心がよくわかったよ」ダミアンの落ちこみぶりに、エリカの心も揺れうごく。「そうじゃないの。あなたのことは大好きよ。ただもう少し時間が……」

ダミアンは悲しそうに首を振る。「いや、僕のとんでもない勘違いだった。きみとならうまくいくと思ってたんだ。でも、もう二人のことは水に流そう」そう言ってダミアンはキーを回し、エンジンをかけた。エリカはいてもたってもいられない気持ちだ。「ちがうわ、ダミアン。あなたはとてもすてきな人だから、私はもっといっしょにいたいの」

ダミアンは答えた。「僕だってきみが好きだ。でも男はその気持ちを身体で示したいものなんだ。でもきみはそうじゃないらしい。だったら深入りするまえに、付きあうのをやめたほうがいい。僕は昔それで傷ついたことがあるんだ……」

結局エリカはその夜身体を許した。二人の交際は、それから二週間で終わった。

この場合、泣きおとしたのはダミアンのほうで、エリカが被害者だ。女は男のことを、強くてびくともしない存在だと思っている。そんな男が、ふともろい一面をのぞかせ、感情を乱すと、もう見ていられない。母性本能が働いて、何とかして苦痛をとりのぞいてやりたいと思うのだ。ダミアンはそこにうまくつけこんだ。いくらエリカが好きだと言っても、ダミアンは僕のことなんかどうでもいいんだと主張し、彼女をなじる。するとエリカは、自分の好意を相手にわからせるには、セックスしてあげるしかないと思ってしまう。

さらにダミアンは、セックスできないのなら交際をやめるという脅しを、それとなく匂わせた。もしはっきり口にしたら、エリカのほうも反発するだろう。そうではなく、ダミアンはもう傷つきたくないと訴えたのだ。エリカはこの脅しに屈し、望んでいなかった行為を自分に許すことになった。これでダミアンは、エリカと会うたびにセックスできる足場を築いたのである。

しかし、泣きおとしではじまるような関係は、二人のあいだに信頼も尊敬も育たないので、たいてい不幸な結末を迎える。泣きおとしという心理的脅迫は、人間関係を破壊してしまうのだ。

泣きおとしに負けないために

泣きおとしによる心理的脅迫は、多くの場合恋人どうし、夫婦、子ども、義理の親や実の親、友人のあいだで起こるが、職場の同僚に対して行なわれることもある。

心理的脅迫をする側がよく使う言いまわしには、次のようなものがある。

親が子どもに対して

「あなたのためを思ってやったことなの」

「おまえなんか、うちの子じゃない」
「どうしてそんなことをするの？　私の血を分けた子どもなのに！」

夫婦のあいだで
「愛しているなら、やってくれるはずよ」
「僕（私）のことなんか、気にしてないんだ」
「どうしてそんなに自分勝手なの！」

元夫婦のあいだで
「きみ（あなた）とのセックスが、すごくいやだった」
「あんたが稼いだお金を、一銭残らずいただくわよ」
「裁判に訴えて、二度と子どもに会えないようにしてやる！」

恋人どうしで
「ほかのみんなもやってることよ。どうしてできないの？」
「恋人どうしならそうするものだ」
「私のこと、もう愛していないのね。もう別れたほうがいいかも」

子どもが親に対して

「よそじゃみんなやってるよ。僕は愛されてないんだ」

「こんな家、出てってやる――よその子になるよ」

「私より姉さん（兄さん）のほうがかわいいのね」

義理の親が子どもに対して

「財産はみんなどこかに寄付するよ」

「ちゃんと面倒見てくれないと、身体がおかしくなって病院で死ぬはめになるんだからね」

「私のことなんかもういいの――どうせ老いぼれで先は長くないんだし」

友人どうしで

「もし俺がきみの立場だったら、やってあげると思うな」

「あなたは私のことを親友だって言ってたけど、新しい親友を探したほうがいいんじゃない？」

「私はあなたのためなら、いつでも駆けつけるわ。それなのにあなたときたら、私が困っていても平気なのね」

上司が部下に
「きみは同僚の足を引っぱるようなことばかりするんだな。みんなが迷惑しているじゃないか」
「まさか昇進できるなんて思ってないでしょうね」
「少しは私と会社に恩を感じているんだろう？」

部下が上司に
「私をクビにするときは、腕の立つ弁護士を用意しておくんですね」
「そんなことをしたら、マスコミが飛びつきますよ」
「セクハラって知ってます？」

表現はいろいろだが、言いたいことはひとつ、「私の言うことを聞かないと、痛い目にあう」ということだ。

子どもは泣きおとしという方法を早い段階から覚える。親がそうしていればなおさらだ。年齢的、身体的にまだ力のない子どもにとって、泣きおとしをはじめとする心理的脅迫は、自分の欲しいものを手に入れるための効果的で簡単な手段なのだ。

ケーススタディ1——ジュリアの場合

最近ジュリアの子どもたちは、病気で寝たきりのジョンおじさんを訪ねるのをいやがるようになった。ジュリアもそのことを気にしていて、ある日子どもたちに言った。「いいこと、おじさんはもう年で、長くはないのよ。あなたたちに会えなくて寂しがっているわ。あなたたちが小さいとき、おじさんはあんなに面倒を見てくれたでしょう。生活だって楽じゃなかったのに、良くしてくれたじゃないの」

しかし子どもたちは、母親のお説教を素直に聞くどころか、逆に脅しをかける始末だ。一五歳のバーナードはこう言う。「だけどママ、おじさんはもう耳が遠くて、何を言っても聞こえないんだよ。それにあの家に行っても、やることがなくて退屈なんだ。友だちにも会えないし。僕だって楽しむ権利はあるはずだろう？　僕が惨めな思いをしても、ママは平気なの？」

ケイティも負けてはいない。「学校の宿題が大変なのは知ってるでしょう？　私が試験で悪い点を取ってもいいの？　今朝だってママといっしょにお見舞いに行きたかったわ。でも地理の大事な宿題があったのよ。これでいい評価をもらわないと、学期末の成績に響くんだから」

子どもは泣きおとしの名人だ。いつも子どもに心理的な脅迫をしている親は、いつか自分も同じ目にあうことを覚悟しておいたほうがいい。

ジュリアは子どもたちに対して、冷静かつ穏やかに命じるのではなく、感情と倫理に訴えようと、泣きおとしという手に出た。だから子どもたちも、同じやりかたで返したのである。

心理的な脅迫をされ続けた子どもは、やがて腕ききの脅し屋になる。

私たちがロンドンの通りを歩いていたら、大道芸をやっていた。出し物が終わったとき、夢中になって見ていた子どもたちに、芸人が言った。「きみたち、お父さんお母さんから一ポンドもらってこの帽子に入れとくれ！　お金をくれないのは、愛情のない親だよ！」こうして芸人は、まんまと一八ポンドもせしめた。

泣きおとしに屈してばかりいると、相手との関係のなかで、それがパターンとして定着してしまう。関係が親密であればあるほど、何かあったとき相手にすまないと思う罪の意識は大きい。その罪悪感こそ、泣きおとしの最大の武器なのだ。

泣きおとしをされる側にとって、罪の意識は大変な重圧だ。とくに男は、自分の感情でさえうまく扱えないぐらいだから、女が感情的になるとどう接していいかわからなくなる。

男が好むのは、どのチームが強いか、どの政党の政策が正しいか、どのビールが二日酔いになりにくいかといった明快な議論だ。男は事実とデータ、それに具体的な現実を論じたがる。だから感情的な相手――たいてい女だ――に向かってこられると、手も足も出なくなる。女はそれを知っていて、自分に都合が良くなるようにうまく利用する。もっとも、男だって感情を武器に、欲しいものを手に入れることがある。

ケーススタディ2――アイリーンの場合

アイリーンは穏やかで寛大な性格で、いつもほかの人を気にかけ、自分のことは後回しにする。ところが彼女の夫のボブは、わがままで嫉妬ぶかく、何でも自分の思いどおりにならないと気がすまなかった。

ある日ボブは、新しいボートを買うと言いだした。いまあるボートは小さすぎるし、スピードも出ない。操縦しづらいうえに、機能もいまひとつだ。そのうえ、お目当ての船をもう見つけてきたという。

その値段を聞いたとき、アイリーンは卒倒しそうになった。「そんなお金、出せないわ。子どもたちの学費を払いこんだばかりだし、今月は新しい車を買うことになってたでしょう？　私が乗っているやつはもうおんぼろで、いつ壊れるかわからないからって」

するとボブは怒りだした。「おまえはいつだって、自分のことしか考えないんだな。私が、私が、私がって、それしか頭にないのか。俺は毎日必死に働いて、家族を養っているんだ。ストレスもたまるいっぽうで、土曜日の釣りだけが心の休まる時間なんだぞ」

それから三日間、ボブから文句を言われつづけたアイリーンは、折りあいをつけることにした。「ボブ、私も考えてみたの。車はとりあえず小型の中古にして、新しいボートを買うのを一年先に延ばせば、何とかなるかもしれないわ」

しかしボブの決心はびくともしない。「いや、来年になったらボートは値上がりしている。それに新しいボートは、今年の夏使うから意味があるんだ。子どもたちに、水上スキーをさせてやれる。週末は子どもといっしょに過ごさなくちゃだめだ。さもないと、あの子たちは非行に走ってしまうぞ」

アイリーンは訳がわからなくなった。「だけどボブ、ほんとうにいまはお金がないのよ。この家もあちこち修理しなくちゃならないし」そんな反論もボブには効果がない。「ほんとうにきみは子どものためを思ってるのか？　子どもたちがどこで何をしているか、心配じゃないのか？　家族として過ごせる時間を、きみが奪おうとするとはね！　いいか、あの子たちにとっても、ボートは必要なんだ！」家のなかが張りつめた空気で満たされ、子どもたちも落ちつきをなくしてくる。耐えきれなくなったアイリーンは、解決策を見つけだした。それは、彼女がフルタイムで働きに出ることだ。

ボブは新しいボートを買った。そして今度は、ボートを係留する場所を借りたいと言っている。彼はそれも実現させるだろう——前と同じ手を使って。

この例からわかるように、心理的な脅迫も、犯罪としての脅迫も基本はまったく同じだ。

被害者——アイリーン。子どもを愛し、幸せな家庭を築かなければという義務感が彼女の弱みになっている。

加害者——ボブ。アイリーンの夫であるだけに、彼女の弱みをよく知っている。

要　求——新しいボートを買うこと。

脅　し——夫の健康が損なわれ、子どもたちが悪い仲間と付きあうようになってもいいのか。もしそうなったら、アイリーンの自己中心的な態度と、家庭内の険悪な雰囲気が原因だ。

抵　抗——アイリーンは、ボートを買う金がないことを説明し、妥協策を提案しようとする。

服　従——アイリーンはボブの要求をのむ。

継　続——ボートの係留場所を借りたいと思ったボブは、またしても脅迫する。

泣きおとしをかわすために

泣きおとしをかける人間は、ただのガキ大将だ。自分に自信が持てないものだから、他人から拒絶されることに耐えられない。目の前の状況を分析したり、ほかの選択肢を考えることもできず、いま持っているものを失うことをひたすら恐れている。脅す側は、相手のことを自己中心的だとか、思いやりがないとなじるが、その非難は、泣きおとしをする側にそっくりそのまま当てはまる。だだをこねて、要求が通らないとかんしゃくを起こす子どもと大差ない。

ただしどんな脅迫も、被害者が要求を飲まないかぎり成りたたない。つまりほんとうは、被害者のほうが立場は強いのだ。もし同意が得られないと、脅迫者は無力感に襲われる。だから脅迫者に懇願するような態度は決して見せてはならないし、どんなになじられても折れてはいけない。まちがっても、脅迫をやりかえしてはいけない。

相手が要求や脅し、非難を並べはじめたら、次のような言葉で応戦しよう。

「まあ、それはあなたが決めることだし」

「いまきみは頭に血がのぼってる。落ちついたときに話をしよう」

「うーん、きみと僕は意見がちがうみたいだ」

「不満そうだね。でもしょうがないよ、世の中そんなもんだって」

「そのことはちゃんと考える必要があるわ。あとでもう一度話しあいましょう」

「あなたと私とでは、ものの見かたがちがうのよ」

「あなたのほうが正しいかもしれない。でも決めてしまう前に、もうちょっと検討しましょう」

「がっかりしてるね。でもこれ以上話しあってもむだだと思うよ」


妥協も譲歩もお断りとにべもなくはねつけると、相手は黙りこんで不機嫌になるだろう。すると多くの場合、被害者は気まずい沈黙に耐えきれずに屈してしまう。しかし脅迫者が分別を持ち、筋道を立てて議論できるようになるのをじっと待とう。向こうが黙っているあいだは、こちらもいろいろ文句を言うべきではない。いらだっている本心を見抜かれると、相手はそこを突いてくる。「あなたが話しあう気になったら、こちらも応じる」とだけ言えばよい。

手も足も出なくなった脅迫者は、それでも面目を保つために、自分の良いところを必死に売りこもうとする。もし譲歩することになっても、一線を引いたら決してそれは越えないこと。脅迫者の言動に居心地の悪さを覚えたら、いったん話を打ちきることだ。

脅しは一生続く

一度でも泣きおとしに屈したら最後、悪循環にはまってしまい、抜けだすことは難しくなる。ある女性は、婚約者から融資契約の保証人になってほしいとしつこくせがまれていた。業務用の車を買わなくてはならないのだが、なかなか融資がおりないのだという。彼女が難色を示すと、婚約者はこう言った。「どうしてだめなんだい？　僕たちはこれから生涯をともにするんだよ。これっぽっちの契約でも僕を信用できないのなら、婚約だってご破算にしたほうがいい！」

婚約者はさらにこうたたみかける。「僕のことを愛しているのなら、難しいことは何もない。何も僕に代わってお金を借りてくれと言ってるんじゃない。これは僕たち二人の未来のためなんだ。いくらきみと僕の仲でも、ほんとうはこんなこと頼みたくないんだよ」恋に目がくらみ、彼を失いたくなかった彼女は、契約書にサインした。ところがこの男は大嘘つきで、どんな職に就いても二週間と続かないばかりか、あちこちに借金をこしらえていた。それがわかったときは、もう後の祭りだった。

彼女はいまだに巨額の借金を返済している。婚約者はとっくに姿をくらました。さらに悲しいことに、彼女には言いよってくる男をみんな疑ってかかる癖がついてしまった。

親の言動が、子どもに深い傷を残すこともある。たとえば農家では、長男に跡継ぎとしての期待が集中する。本人は、自分で会社をはじめるとか、演劇学校に進みたいという希望があるかもしれない。それでも親に泣きつかれて言うことを聞いていると、家に縛られているような気がして、やがて親に恨みを抱くようになる。

これが娘の場合は、ちがった形になる。老いた両親は娘に、まさか私たちを置いて家を出るつもりじゃないでしょうね、と脅す。罪の意識を背負わされた娘は、自分の幸せよりも義務を果たすことを優先し、親の世話で一生を終わったりするのである。

どんな状況でも、泣きおとしは不愉快で忌まわしいものだ。一度でもその被害にあった者は、永遠にその泥沼から抜けられない危険がある。罪悪感から解放され、愛と喜びに満ちた人生は遠のくばかりだ。泣いてばかりいる人には、やはりそれなりの理由が隠れているのである。

第4章　女の評価システム

◎こうして男の一週間はだいなしになる

マークとケリーは、傍で見るかぎりは申し分のない夫婦だった。マークの仕事は順調だし、三人の子どもに恵まれて、すばらしい家に住んでいる。年に一回は家族で海外旅行も楽しんでいる。

しかし扉を一枚隔てた家庭の内側では、夫婦関係は深刻な状態にあった。二人とも、おたがいを愛していることに変わりはないが、なぜかけんかが絶えない。ケリーはいつも腹を立てていて、マークにはその理由がわからず、とまどうばかりだ。

実は、女は結婚生活を判断するとき、特別な点数評価システムを用いている。そのことをマークは知らないのだ。

二人はとりあえずカウンセラーに相談することにした。カウンセラーのところに行きたいと言いだしたのはケリーだ。マークも賛成したものの、内心は自分たちだけで問題を解決するべきだと思っていた。二人はカウンセラーの前で、それぞれの言い分を披露した。

ケリー「マークは仕事中毒なの。私や子どもたちのことは眼中になくて、まるで私たちなんかこの世に存在していないみたい。いつだって仕事、仕事、仕事で、家族は後回し。おかげで私は、子どもたちの父親役も引きうけなくちゃならない。そんなのはもうたくさん。私の存在を必要としてくれる人、私のことに気を配ってくれる人が欲しいの。うるさく言わなくても、家族にかかわってくれる人を求めているのよ」

マーク「(びっくりして)ケリー、きみの言うことが信じられないよ……僕がきみや子どもたちを後回しにしてるって？　それなら、あの大きな家や、きみが身につける服や宝石は何だい？　子どもたちだって一流校に通わせてる。僕はその費用をまかなうために、身を粉にして働いているんだ。全部きみたちのためじゃないか。それなのに、きみは文句を言うばかりで、ちっとも感謝してくれない！」

ケリー「(怒った口調で)マーク、あなたは何もわかっていないのね。あなたは仕事だけやってればいいでしょうけど、それ以外のことは全部私が引きうけているのよ……お料理も、掃除も、洗濯も、ご近所づきあいも。あなたが洗いおわった食器を片づけたのは、いつが最後だったかしら？　洗濯機の使いかたはわかる？　外に食事に連れていってもくれないし、愛してるという言葉もずいぶん聞いていないわ」

マーク「（衝撃を受けている）ケリー……そんなこと知ってると思ってた」

女はパートナーの貢献度を絶えず評価しては、点数をつけている。しかし男は、そんな点数評価システムが存在することさえ知らないので、低い点数をつけられても、自分のどこが悪かったか見当もつかない。それでも女がつける点数によって、男の生活の快適さは大きく左右される。女は毎回評価するだけでなく、過去の成績もしっかり記録しているのだ！　男と女がいっしょに暮らしはじめるとき、生活の細かいところまでいちいち決めたりしない。どちらもこれまでしてきたことを習慣的に続けるし、男は芝刈り、女は料理といった決まりきった役割をこなすものだと漠然と思いこんでいる。

男は全体像しか見えない

男の脳は一歩下がって「全体像」を見るのを好む。またちょこちょこと数多く関わるよりも、回数は少ないが重要な貢献をしたがる。パートナーにはめったに贈り物をしないが、ここぞというときはでかいものをプレゼントする。これに対して、女の脳は細部にこだわるようにできている。だからパートナーや自分の行動は、その内容や大きさに関係なく、一回につき1点で評価する。ただし親密な愛情表現だけは、ひとつ2点になる。

たとえば、パートナーにバラを一輪贈るのは1点。バラが六輪に増えても得点はやはり1点のままだ。たった一輪なら、明らかに彼女ひとりのためだとわかるが、数が増えると家に飾るためという意味にもとれる。しかし週に一度バラを一輪贈り、それを六週間続けたら6点になる。一輪の花を毎週贈ることは、相手の存在が心のなかで最高の位置を占めているしるしなのだ。

それと同じで、壁のペンキ塗りをするのも、愛していると言うのもそれぞれ1点ずつだ。つまり得点は、行動の規模や内容、結果ではなく、回数で決まるのである。もちろん、前から欲しがっていた自動車やダイヤの指環を買ってあげたときは、得点はいくらか上乗せされる。しかし女がつける評価点の九五パーセントは、日常生活で自分と男がするささやかな行為が対象になっている。女はそういうものの見かたをしているのだ。

女が評価するときは、行動一回、贈り物ひとつにつき1点になる。
男の場合は、行動や贈り物の大きさで点数が変わってくる。

女がこんな評価を行なっていることに、男はまったく気がついていないので、当然得点を増やす努力もしない。いっぽう女のほうも、点をつけているとはっきり意識しているわけではないが、点数評価システムの仕組みは直感的に理解している。おまけに女は長期記憶が優れているので、過去の点数を何年たっても覚えている。男女のこのちがいが、いろいろな誤解を生むもとになっている。

この点数評価システムで、女の得点が30点、男が1点ぐらいに差が開くと、女は男が何もしないとなじる。しかし男のほうは、問題があるとはちっとも思っていないので、いきなり怒られて驚き、腹を立てる。もし男が点数評価システムを実施していたら、男が3点、女が1点になったところですぐ不満を口にして、得点を同じにするよう求めるだろう。

男に点数を決めさせたら、重大な行動や高価な贈り物に点数が追加されるので、総合得点は高くなる。たとえば週五日間働くことは、男に言わせれば最低でも30点になるだろう。しかし女から見れば、一日1点の五倍でたった5点にすぎない。やはり「大きさ」を気にするのは男のほうなのだ。

女にとって大事なのは、大きさではなく回数。

おたがいの貢献度を得点にする

金融ブローカーのブライアンは毎日仕事に追われている。妻のロレインは専業主婦で、二人の子どもを育てている。典型的な理想の夫婦を自称する二人に、私たちはひとつの実験をしてもらった。

二人が日々行なっている具体的な行動が、夫婦関係を維持することにどれくらい貢献しているかを評価し、1～30点までのあいだで点数にする。相手の不快な振るまいにはマイナス点をつける。どの行動をいつ評価するか、何点を与えるかということは、二人のあいだでいっさい話しあってはいけない。

この実験を三〇日間続けた。結果を見ると、マイナス点はあまりないことに気がつく。毎日顔をつきあわせているから、おたがい相手のいやなところは見ないようにしているのだろう。また評価をしているという意識が働いて、行動に気をつけたのかもしれない。

一か月の行動評価――ブライアン編

	本人の評価	ロレインの評価
週五日間働いた	30	5
車で義理の母親を訪ねた	5	1

子どものために飛行機のプラモデルを組みたてた	5	1
友人たちを招いてバーベキューをした	3	1
夜中に聞こえてきた不審な物音を確かめにいった	1	2
車のオイルを補給した	2	1
雨どいにたまった落ち葉を掃除した	3	1
家族をピザハットに連れていった	2	1
洗車をした	2	1
残業が一回あった	5	1
庭のプールに塩素を入れた	2	1
子どもをフットボールの試合に連れていった	3	2
コンピュータの機種を選ぶために雑誌を読んだ	1	0
庭にあったネズミの死骸を片づけた	2	1
ガレージにペンキを塗った	2	1
庭に木を植えた	2	1
週末にドライブに出かけた	3	1
ロレインの靴を瞬間接着剤で修繕した	3	1
花とチョコレートとワインを買ってかえった	10	3

壁に絵を掛けた……………………2　1
ゴミを出した………………………1　1
ドアノブのねじを締めた…………1　1
妻にきれいだねと言った…………1　3
芝を刈った…………………………3　1
子どもの自転車を修理した………2　1
スピーカーの位置を直した………4　1

ブライアンはリストに入れなかったが、ロレインが評価した彼の行動

寒いときにコートを着せてくれた……………………3
雨の日に玄関のすぐ前まで車をつけた………………2
車のドアを開けた……………………………………2
あらかじめ車の暖房を入れておいた…………………2
包丁をといだ……………………………………………1
母親の家の電話番号を短縮ダイヤルに登録した……1
固い蓋を開けてくれた…………………………………1
料理をほめた……………………………………………3

もしブライアンがしていれば得点がもらえた行動

身体を拭いたタオルをハンガーにかける	1
野菜の皮むきをする	1
子どもたちを早く寝かせつける	2
帰宅してすぐテレビの前に座りこむのではなく、妻に話しかける	5
途中で口をはさまず、妻の話を最後まで聞く	6
帰りが遅くなるときは電話を入れる	3
夫婦水入らずの週末を企画する	10
キッチンを掃除しようと申しでる	2
テレビの音量を落として妻に話しかける	2
電話をかけて「愛している」と告げる	3
ベッドを整える	1
セックスの前にひげを剃る	1
頭と足のマッサージをする	3
キスをする	1
キスのとき、身体をあちこちまさぐらない	3

リモコンでチャンネルをしょっちゅう変えない……2
人前で手をつなぐ……3
子どもより妻が大事だという態度をとる……3
いっしょに買い物に行く……5
ロマンチックなカードを贈る……4
ダンスをする……2
食器洗い機の食器を片づける……1
妻が話すことに関心を示す……3
汚れた服を洗濯室に持っていく……1
きみがいないと寂しいと言う……3
トイレの便座をおろす……1

この行動リストを見ていると、いくつかわかることがある。まず、男脳は空間能力を活かす作業に向いているだけあって、男はそういう行動に高い点をつけたがる。たとえばプラモデルを組みたてたという項目に、ブライアン自身は5点をつけた。しかしロレインの評価は1点どまりだ。ブライアンとしては、高度な技能を要求される課題を達成して得意満面なのだが、ロレインから見れば、おもちゃで遊んだだけの話である。

いっぽう女は、大がかりな行動よりも、一対一で親密さが感じられるささやかな行動に高い点をつける。ある晩、ブライアンはロレイン手づくりの料理をほめた。ロレインはそれを3点と評価したが、ブライアンは評価の対象にさえ入れていない。ほめたことを忘れたわけではなく、女の料理をほめることが得点につながるとはこれっぽっちも思わなかったのだ。反対にブライアンは、チョコレートと花束、ワインを買ってかえったとき、こんなに金がかかったのだから、少なくとも10点は獲得できると思った。ところがロレインの評価はわずか3点。そのかわりブライアンは、妻にコートを着せるというさりげない振るまいで点を稼いでいる。本人はちょっと妻の身体を案じただけで、点がもらえるとは期待していなかったが。

「今夜は気分を変えてやってみないか？」夫が持ちかけた。

「いいわね！　じゃ、あなたはキッチンで洗い物をしてちょうだい。私はソファにどっかと座っておならをぶっぱなすから」

ブライアンは、会社で働く時間が長いほど得点も多いと思っていた。しかし実際は反対で、こまごました家事を手伝えない分、評価は低くなる。残業代が入るからもっといい生活ができるというのはブライアンの理屈で、ロレインは私より仕事が大事なのねと思ってしまう。だからブライアンの5点に対し、ロレインは1点しか与えていない。ところがブライアンが職場から電話をかけて、愛しているよ、早く会いたいなと伝え、帰り道にまた電話をすると、少なくとも3点もらえる。女はこんな風にちょっとしたことを重要視するのだが、ほとんどの男の例にもれず、ブライアンもそれがわかっていない。

一か月の行動評価――ロレイン編

ロレインが作った行動リストは、項目数がブライアンの四倍になった。掃除、買い物、庭の水まき、銀行の用事、ペットの世話、請求書の支払い、バースデーカードの発送、家族で出かける計画作り、子どもたちの入浴、本の読みきかせなど、ほとんどは日常の小さな活動で、評価もだいたい1点ずつだ。洗濯、料理、ベッドメーキングといった毎日繰りかえされる家事にも、自分では1点しかつけていない。

ブライアンは昼間会社にいるので、ロレインのそうした仕事ぶりを直接見ることができない。だから家事全般に30点をつけた――ブライアンが週五〇時間働いていることへの評価と同じ点数だ。ある晩、ロレインはブライアンの背中をかいてやったが、これで彼女は3点獲得している。また彼女からセックスを誘ったことが二度あって、ブライアンからそれぞれ10点がついた。

マイナス点

ロレインがブライアンにつけたマイナス点
友人たちの前で妻を批判した……………………−6
友人たちと食事しているときにおならをした……………−10
ショッピングセンターで知らない女に色目を使った……………−5
気分が乗らないのにセックスをしつこく誘った……………−6
ブライアンがロレインにつけたマイナス点
テレビを見ているときに話しかけた……………………−2
セックスの誘いを断った……………………………−6
口うるさく文句を言った……………………………−5
一度にいろんなことを言いすぎる……………………−3

ブライアンの不満は、ロレイン個人がしたことやしなかったことに集中している。これに対してロレインが不満に思うのは、人前でのブライアンの振るまいだ。またこの一覧を見て興味深いのは、男がセックスしたいのに女がその気にならないときは、両者ともに同じくらい不満を覚えることだ。

一か月間評価を続けてみた結果、ブライアンの自己採点は週平均62点、ロレインに対する評価は週平均60点だった。ほぼ同点ということは、ブライアンはいまの関係にしごく満足しているわけだ。ところがロレインの自己評価は78点であるのに対し、ブライアンへの評価は48点しかなかった。

夫と妻、それぞれの反応

ロレインは、ブライアンの貢献度を自分より30点も低くつけた。おそらく彼女の胸には、一年ほど前から不満がくすぶっていたのだろう。この結果にブライアンは愕然とした。妻は不満めいたことはいっさい言わなかったし、二人の関係は万事順調だと信じて疑わなかったからだ。そういえば去年下の子が生まれてから、ロレインは少しよそよそしくなったような気がするが、それも育児が忙しくてストレスがたまっているぐらいにしか思っていなかった。だから彼女に負担をかけまいと、ブライアンは残業を増やして家にいる時間を少なくした。それに残業手当が増えれば生活も楽になる。

ところが、遊び半分でやってみたこのテストで、夫と妻の評価がこれほど異なることが判明した。ブライアンとロレインは目からうろこが落ちる思いだった。ブライアンは妻が望んでいると信じて残業を続けていたが、そのあいだロレインは、見捨てられたような気持ちで過ごしていたのである。

女のためのアドバイス

男の脳は全体像をとらえるようにプログラミングされているので、大きいことがいいことだと思っている。はっきり言って、自己評価にくらべて妻の評価が低くても気にならない。だから女好みのささやかな行動は、女が焚きつけて男にさせる必要がある。ちゃんと実行できたら、ごほうびをあげることを忘れずに。

また男は、相手から要請がないかぎり助けの手は差しのべないし、アドバイスもしない。男からすると、そういうおせっかいは相手を無能と見なす失礼な行為なのだ。だから男の世界では、向こうが言ってくるのをひたすら待つ。そして何も言わなければ、万事うまくいっていると判断する。それに、男は良くも悪くも記憶力が悪い。つい先週パートナーにしてあげたことも、パートナーからしてもらったことも、すっかり忘れている。

男のためのアドバイス

男には想像もつかないだろうが、女はどんな小さなことも決して忘れず、全部頭のなかのスコアブックに記録している。女がつけた点数はどんどん累積していって、決して帳消しにはならない。今夜女がセックスの誘いを断ったのは、二か月前に彼女の母親が男にどなられたことが尾を引いているのかもしれない。

また、男の得点がずいぶん低いと感じていても、女はそれを口に出すことはない。ひそかに相手に怒りを覚え、距離を置くようになって、愛情が消えていくだけだ。その気配を感じたら、男はどうしてほしいのか女にたずねる必要がある。忘れてはいけないのは、女の採点方法はひとつの行動につき1点であること、また感情に訴えるような小さな行動の評価が高いことだ。だから花を買って帰る、きれいだとほめる、食事の後片づけを手伝う、マウスウォッシュを使うといったことも、給料を持って帰るとか、家のペンキ塗りをするといった行動と同等か、場合によってはそれ以上の扱いになる。そのことに留意するだけで、パートナーとの生活は見ちがえるほど快適になることだろう。

テストをやってみよう

ブライアンとロレインがやったテストを、あなたもパートナーと一〇日間試してみよう。あなたが評価する自分の得点と、パートナーにつけた点を比べて、差が一五パーセント未満であれば、二人はいまの関係に満足している。一五～三〇パーセントだと、評価の食いちがいが家庭内に緊張を生む恐れがあるし、三〇パーセントを超えたら、どちらかが大きな不満を抱えこんでいる。

万が一得点がマイナスになってしまったら、パートナーに評価される行動をもっと増やして得点を高める努力をしないと、二人の関係にはいずれひびが入るだろう。

まとめ

点数をたくさん稼ぐのに、特別何かをする必要はない。ただ相手の評価方法を理解して、行動の示しかたを変えればいいだけだ。男と女では評価のしかたは異なる。どちらが良い悪いではなく、ただちがっている。女はそのことを知っているが、男は指摘されるまでまったく気がつかない。私たちがブライアンとロレインにこの実験を持ちかけたとき、ロレインは趣旨をすぐに察したが、ブライアンは「は？　点数をつける？　いったいまたどうして？」という反応だった。女がひそかに男の行動を採点していることを、男は知らない。夫婦げんかのとき、「いままであなたに尽くしてきたのに、あなたときたら私のために何ひとつしてくれないのね！」と叫ぶのは女のほうだ。

この行動評価テストは、二人の関係が新しい局面を迎えるたびにやってみて、両者の得点がほぼ同じになるように心がけたほうがいい。住宅ローンがあって、子ども三人と犬一匹を養っているときと、もっと気楽な時期とでは、評価のしかたも変わってくる。

最後に、実際にこのテストをやってみた男性読者からの手紙を紹介しよう。

バーバラとアランへ
あのテストのおかげで、私と妻との関係はがらりと変わりました。二人は付きあって三年になりますが、いまがいちばんうまくいっています。私の実体験をもとに、女性がどんな行動に何点つけるのかご紹介したいと思います。
幸福なジャックより

行動内容	点数
毎日の家事について	
ゴミを出す	+1
収集車が行ったあとにゴミを出す	−1
食器を使ったら、かならず食器洗い機に入れる	+1
汚れた食器をシンクに置きっぱなしにする	−1
汚れた食器をベッドの下に突っこむ	−3
トイレの便座をおろさない	−1
夜中にトイレの便座を上げたままにする（しかも妻が妊娠中に）	−10
便座をオシッコで汚す	−5

床をオシッコで汚す……………………………………−7
トイレットペーパーがなくなったら補充する…………0
トイレットペーパーがなくなったらティッシュで代用する……−1
ティッシュもなくなったら、パンツを下げたまま浴室に行く……−2
トイレの換気をしない……………………………………−1
ベッドメーキングをする…………………………………+1
ベッドメーキングをするが、クッションは置きわすれる……0
シーツのしわを伸ばさないでベッドカバーをかける……−1
ベッドのなかでおならをする……………………………−5
彼女が乗る車のガソリン残量を確認する………………+1
彼女の車を完全にガス欠になるまで放置する…………−1
夜中に物音がしたので見にいったら何でもなかった……+1
夜中に物音がしたので見にいったら誰かいた…………+3
そいつを六番アイアンで殴りつけた……………………+10
それは彼女の父親だった…………………………………−10

人付きあいの場面で

パーティのあいだずっと彼女のそばを離れない……………+5

しばらくはそばにいるが、すぐ旧友とおしゃべりをはじめる……………−2

名前を呼びまちがえる……………………−9

ほかのお客としゃべっているあいだも、手を握ってじっと目を見つめる…+4

ほかのお客に、「うちのカミさん」と紹介して彼女のお尻をたたく……−5

贈り物について

いかにもというときに花を買ってかえる……………0

ここぞというときに花を買ってかえらない……………−10

意外なときに花を買ってかえる……………+5

自分でつんだ野の花をくれる……………+10

その花をかいでいた彼女が、鼻を蜂に刺される……………−25

ドライブで

目的地をめざしている途中で方向がわからなくなる……………−4

方向がわからなくなったうえに、道に迷う……………………………………−10
物騒な場所で道に迷う…………………………………………………………−15
がらの悪い男にぶつかりそうになる…………………………………………−25
柔道は黒帯だと言っていたのが嘘だとわかる…………………………………−60

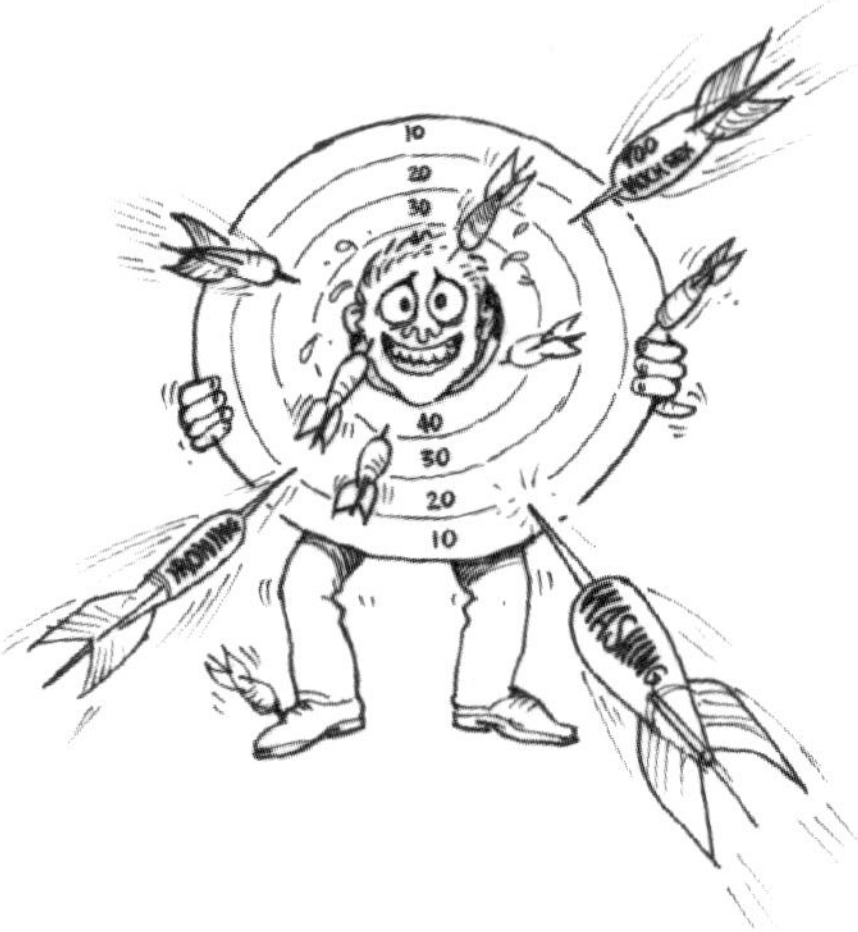

女には秘密の評価システムがあって、
たえず男の行動に点数をつけている。
洗濯やアイロンがけを手伝うと高得点だが、
セックスを求めすぎると減点になる。
でもそのことを知っている男はほとんどいない。

第5章　男をめぐる七つの謎を解明する

『話を聞かない男、地図が読めない女』の大ヒットを受けて、男と女のちがいについてもっと知りたいという手紙や電子メールが私たちに押しよせた。そのなかで女が男に対して抱いている疑問は、だいたい次の七つに分けることができる。

1　どうして男は、友だちの私生活について何も知らないの？
2　どうして男は、相手をひとりに決めたがらないの？
3　どうして男は、何でも自分が正しくないと気がすまないの？
4　どうして男は、いい年になってもおもちゃに夢中なの？
5　どうして男は、一度にひとつのことしかできないの？
6　どうして男は、あんなにスポーツ好きなの？
7　男はトイレでいったい何を話してるの？

女が男の行動を見て困惑するのは、あくまで女の視点から見ているからだ。もちろん男の行動には、ちゃんと理論的な裏づけがある。ただ仕組みが女と異なるだけだ。

1　どうして男は、友だちの私生活について何も知らないの？

ジュリアンはレイフと一年ぶりに会ってゴルフをした。その夜、家に帰ってきたジュリアンに、妻のハンナが根ほり葉ほり質問した。

ハンナ「今日はどうだった？」
ジュリアン「良かったよ」
ハンナ「レイフの様子は？」
ジュリアン「元気だったよ」
ハンナ「奥さんは先週退院したんでしょう？　調子はどうなのかしら」
ジュリアン「わからないな——やつは何も言わなかったから」
ハンナ「言わなかった？　だってあなた、たずねなかったの？」
ジュリアン「ああ、うん。でも何かあったら、話してくれたはずだし」
ハンナ「そうだけど……それで再婚した娘さんはどうしてるの？」
ジュリアン「ああ……それも知らない」
ハンナ「レイフのお母さんは、まだ化学療法を続けてるんでしょう？」

ジュリアン「うーん……聞いてないよ」

とまあ、こんな調子である。ジュリアンが覚えているのは、二人がいくつのスコアで回ったかということだ。バンカーで苦戦したこと、もう少しでホールインワンになりそうだったこと、くだらないジョークを飛ばしたことも記憶にある。しかしレイフの奥さんや家族のことはまるで知らない。その代わり、家の建築計画をめぐって市当局とやりあっていることや、レイフが買おうと思っている新車の種類、契約締結のために出かけた海外出張については知っている。バンコクに住んでいるレイフの末娘の近況や、先日パーキンソン病と診断されたレイフの兄のことは何も聞いてこなかったくせに、新しいジョークは仕入れてきた。

男は友人が言ったおもしろいジョークは一字一句覚えているが、その友人が離婚したことは知らなかったりする。

男が仕事のあと友人と飲んで帰った。そのときの話を聞いて女が驚くのは、男が友人の私生活についてほとんど知らないことだ。男にとって友人と飲むことは、一日の終わりにひとりで暖炉の炎を見つめるのと変わらない。釣りやゴルフに出かけたり、野球観戦をするときも同じで、ほとんど話をしない。たまに言葉を交わすときも、質問に対して答えるとか、結果を伝えるとか、情報を交換したりするだけで、ほかの人のことや感情的な内容が話題になることはない。要点や最終結論だけを把握したい男脳は、感情や感性などお呼びでないのである。

イギリスのリーズ大学が、仕事のあとに男が飲みに行く理由を調査したところ、次のような結果が出た。

酒を飲むため　九・五パーセント
女と知りあうため　五・五パーセント
ストレスを軽くするため　八五パーセント

男は凝りかたまった脳をほぐし、仕事とは別のことを考えてストレスを軽くしている。だから飲むときも「静かな酒」で、しゃべる必要がなければずっと黙って飲んでいる。

男は相手が何か話すことを期待しないし、無理して会話を続けようともしない。連れがグラスを片手に黙りこくっていたら、直感的に相手の心情を理解してそのまま放っておいてやる。「今日はどうだった？　誰に会った？　どんな様子だった？」といちいちたずねない。話をするときも、仕事のことや、スポーツ、自動車といった空間能力的な話題に限られる。女とちがって、話すのと聞くのを同時にできない男は、相手が話しているときは黙ってじっと聞いている。

男だって友人のことに興味がないわけではない。ただ手っ取りばやく要点と結果を知りたいだけなのだ。だから男が相手の個人的なことを聞きたがるのは、どうしても解決できない問題があって、アドバイスを求めるときだけだ。友人や知りあいの近況を知りたければ、女は男に頼らず、ほかの女にたずねたほうがいい。

2　どうして男は、相手をひとりに決めたがらないの?

ケーススタディ――ジェフとサリーの場合

ジョディは友人のサリーに、男友だちのジェフを紹介した。サリーとジェフは気が合ったらしく、それから三週間、二人は週末のたびにどこかに出かけ、平日も映画を見にいった。サリーはいま、ほかの誰ともデートしていない。それって、ステディな関係ってことじゃない?　まだジェフとはそういう話をしていないけど。サリーはひそかにそう思っていた。

ところがジェフは、二人が恋人どうしだとは少しも思っていなかった。なぜなら、そういう話が出なかったからだ。男の脳は、そんな風にものごとをとらえる。

そんなとき親友の誕生パーティがあって、ジェフはメアリーを連れていくことにした。彼女はとにかく愉快な女性で、どんな集まりも盛りあげてくれるからだ。案の定パーティでは、二人はとても楽しく過ごすことができた。途中でジェフはジョディも来ていることに気がつき、さっそくジョディとメアリーを引きあわせた。ジョディは二人を見て、一瞬顔が凍りついた。おまけに彼女は、メアリーのことを快く思っていないようだ。なぜだ？　メアリーはみんなに好かれるおもしろい子なのに。ジェフは首をかしげたが、深く考えないことにした。

ジェフが別の女性とパーティに来ていたことを、風の噂でサリーが知ったら、いったいどうなることか。心配したジョディは自分の口から告げることにした。気の重い用事だったが、サリーに話したら、やっぱり彼女は泣きだしてしまった。ジェフとはうまくいっていると思ったのに。サリーはジェフに電話をして、その夜自分の家に来てほしいと言った。ジェフは悪い予感がしたが、それが何なのか見当もつかない。

彼女は、僕の好きな料理でも作ってくれてるのかな。そんな期待を胸に、サリーの部屋の扉を開けたジェフだが、目に飛びこんできたのは泣きながら怒っているサリーの姿だった。「ずいぶんじゃないの！　それも知りあいがたくさんいる前で！　その女とどのくらい付きあってるの？　彼女を愛しているの？　もう寝たの？　答えなさいよ！」ジェフは返す言葉もなかった。

それから三時間、ジェフは問題を解決しようと必死で努力した――何が問題なのかわからないまま。ジェフは二人がステディな関係だとは思っていない。てっきり、サリーもほかの男とデートしているものと決めてかかっていた。二人はいままで、それぞれの気持ちについてちゃんと話をしたことはない。両者の思惑がかけ離れていることが、このときはじめて判明した。

結局二人は、このまま恋人未満の良い友人でいることに決めた……ただしそう思ったのはサリーだけで、ジェフは彼女が生理前でいらいらしているのだろうとしか思わなかった。

男は、野球やサッカーのひいきチームにはとことん入れあげ、まるで宗教のように傾倒する。それと同じくらいの情熱を、異性との関係にも注げば良さそうなものだが、実際にはそんなことはめったにない。知りあいでもない、いかつい男たちの集団をあれほど応援し、忠誠を誓うのに、愛している女に自分の感情を素直に出せないのはなぜ？

人類が誕生してからというもの、男はほとんどの年月を一夫多妻で過ごしてきた。男は狩猟や戦闘で生命を落とすことが多い。そのため生きのこった男が、夫を亡くした女をめとってハーレムを作ることは、理にかなっていた。そのほうが男としても、自分の遺伝子を後世に伝えるチャンスが広がる。種の生存という観点からすれば、男ひとりに対して女が二〇人というのは合理的なのだ。

動物全体を見ても、一夫一妻を貫いているのは、キツネやガンなど全体のわずか三パーセントだ。つまり人間も含めて、ほとんどの動物のオスは、脳の配線が一夫一妻に向いていないのである。だから男は、ひとりの女に決めるのをできるだけ先に延ばそうとするし、ほかの女にちょっかいを出したがる。

あなたひとすじの男性を見つけたかったら、精神病院にでも行くことね。

メイ・ウエスト

男女がデートをするようになり、どちらもほかの人とは付きあっていないとき、女は二人の関係が確定したと見なす。しかしジェフをはじめほとんどの男にはそういう発想はない。サリーは「いったいあなた、何を考えてるの?」と嘆いたが、答えはこうだ。ジェフは何も考えていなかった。

男の見かた

男たちは、仲間が結婚を決めたり、ステディな相手ができると、ジョークのネタにしてからかう。「女をひとりに決めたら、彼女にタマまで握られるぞ」「くしゃみひとつするにもお伺いを立てないとな」と不運な男をあざ笑う。花婿の靴の裏に「助けて」と書いた紙をはるいたずらは、独身の悪友たちがよく使う手だ。このように男が相手をひとりに決めるのをいやがるのは、女に自由を奪われ、骨抜きにされると思っているからだ。

男は女に縛られて自由を完全になくすと思っているが、では、彼らの言う自由とはどんなものを指すのだろう？　男たちに問いただすと、好きなときに出かけて帰宅する自由とか、気分が乗らないときは黙りこむ自由といった答えが返ってくる。自分の行動をいちいち説明しなくてすむし、好きなだけ女と付きあえるという意見も出てくる。

しかし男たちは、愛情と温かい食事、それにセックスも求めている。要するに男はあれもこれも欲しがっているだけだ。

完全な自由が欲しいのなら、規則も何もない無人島でひとり暮らしをするしかない。相手とステディになることは、運転免許を持つのと似ている。車を運転したいのなら、交通ルールを学び、きちんと守るのが筋だ——さもなければ、車を使わずに歩くしかない。愛と友情とセックス、それにちゃんとした食事を望む男は、代わりに何かを差しださなくてはならない。相手の女が男に希望するのは愛であり、献身であり、忠誠だ。女は男の自由を奪おうとはこれっぽっちも思っていない。

男が相手をひとりに決めることを怖がっていると感じたら、女はすでに二人はそういう関係にあるとはっきり指摘してやる必要がある。ほのめかすだけでは、男が察してくれない危険があるので、率直な言葉ではっきり言おう。ほとんどの男は、女の心の状態に鈍感だ。

3　どうして男は、何でも自分が正しくないと気がすまないの？

この特徴を理解するには、男の子の育てかたに着目する必要がある。男の子はいつも強く、決して泣いたりしないで、すべてを上手にこなすことが求められる。スーパーマン、バットマン、スパイダーマン、怪傑ゾロ、ターザン、ジェームズ・ボンド、ロッキーなどなど、男の子がお手本にするような人物は、危機に直面したときもべそをかかないで、果敢に困難に挑むヒーローばかりだ。

ヒーローは、トラブルに巻きこまれたヒロインを救出するのがお約束だ。だからバットガールはいつもバットマンに救われるし、ロイス・レーンはスーパーマンがいなかったらとっくに死んでいる。ターザンもジェーンを危険から助けだすためにジャングルを駆けまわっている。さらに、犬や馬などの動物がお供にいることが多いのも、動物は忠実で信頼でき、口答えしたり、まちがっていることを指摘したりしないからだ。本や映画に登場するヒーローは、過ちをおかすことはめったにないし、弱さや感情をむきだしにすることはない。

私は「正しい」相手と結婚したわ。

でも彼の場合、その前に「いつも自分が」という但し書きがくっついてたの。

こういうヒーロー像に接して育つ男の子は、問題が解決できなかったり、課題をこなせないのは、男として失敗だと感じるように条件づけされる。だから女に「車を停めて、誰かに道を聞きましょうよ」と提案されると、男の耳には「あんたってお手あげね」と言っているように聞こえる。「電話をして自動車修理の人に来てもらうわ」という言葉は、「この役たたず。頼りになる別の男を探すわ」と言われているのと同じだ。女は男から料理の本をプレゼントされると素直に喜ぶが、男が自己啓発本を女から贈られたら、いまの俺では不足なのかと憤慨する。また、夫婦関係を改善するセミナーを受けたり、カウンセラーに相談することも、男は激しく抵抗する。それは、セミナーやカウンセラーが必要だと言われること自体、いまの自分がまちがっていると指摘されるに等しいからだ。だから男は、「ごめんなさい」と素直に謝ることがなかなかできない。

ケーススタディ――ジャッキーとダンの場合

ジャッキーは、そろそろ仕事をやめて子どもを生みたいと思っていた。しかし夫のダンは、経済的にまだその余裕がないと考えている。そのことで二人はしょっちゅうけんかをしていて、気まずい空気が流れていた。そんなある日、ジャッキーは家計コンサルタントに相談すると言いだした。ダンは自分の耳を疑った。彼女は夫婦の問題を他人に解決してもらうつもりなのか！　僕は計算ひとつできない男だと思われているのか？　二人はますます激しく言いあらそうようになり、三か月後、とうとう離婚した。

ジャッキーは、コンサルタントの助けを借りることで、ダンの負担を軽くしてあげたいと思った。それが自分なりの責任の果たしかただと考えたのだ。ところがダンの受けとめかたはまったく逆だった。家にお金がないのは、夫である自分のせいだと彼女は思っている。あまつさえ夫の無能ぶりを暴きたてるために、わざわざ他人に相談しようとしている――ダンはそんな風に感じた。

俺のことが信用できないのか？

男の行動を女がとがめだてするとき、かならず男の口から出る言葉がある。それは「俺のことが信用できないのか？」というものだ。男がこう言ったら、それは体面が傷つけられたことを意味する。道がわからなくなって地図をにらんでいる男に向かって、「私が見るから貸して」と言う。隣家の犬が夜中に吠えるのがうるさいから、行って注意してくるといきまく男に、女がトラブルになったら困るからやめてと懇願する。こんなとき、決まって男は「俺が信用できないのか？」と反発する。そして女も、「助けてあげようと思っただけじゃない！」と言いかえす。女は愛する男を心配して言っただけなのに、男はまちがいを指摘され、落伍者の烙印を押されたと思うのだ。

あなたがまちがっているという言いかたや態度は、男に対してはぜったい避けるべきだ。相手のどこが悪いかではなく、自分がどう感じているかを伝えよう。「あなたってまともに目的地に着いたことないじゃない。おかげで私たちはいつも遅刻よ！」となるのではなく、「一回車を停めて、誰かに聞いてくれたらうれしいんだけど」と言う。つまり男のせいにしないことだ。

そして男が首尾よく任務をやりおおせたら、女はほめてあげることを忘れずに。無事に目的地に着くことができたら、「ありがとう。さすがあなたね」と持ちあげる。もっといいのは、カーナビを買ってやることだ——そうすればもう男がまちがうことはない。

4　どうして男は、いい年になってもおもちゃに夢中なの?

友人ゲリーの誕生日に私たち夫婦が贈ったのは、紙を留めるための自動ステープラーだった。その装置は小型テレビぐらいの大きさがあって、外のケースが透明なので、内部機構が全部見える。スペースシャトルで使っていそうなかっこいい装置だが、やることとはほかのステープラーと変わりないし、電気を食うので週に一回は電池を交換しなくてはならない。でもゲリーは大喜びだった。歯車やダイヤルがぐるぐる回って、ランプ

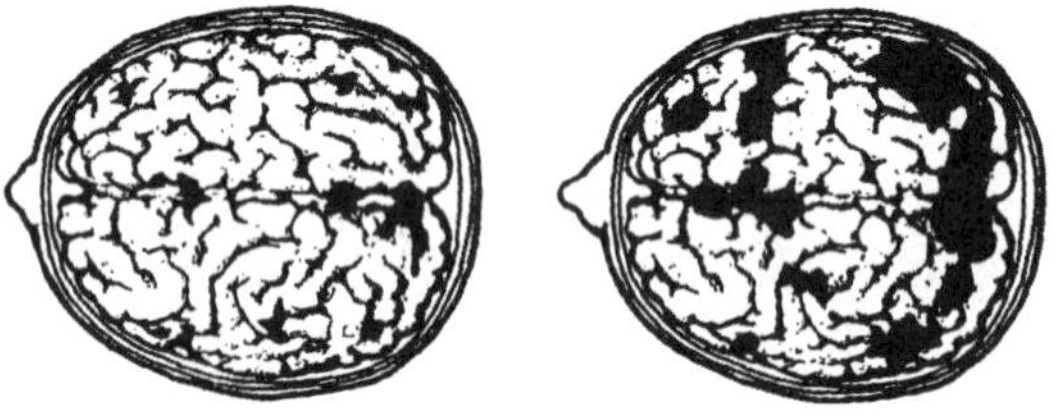

自動車の運転、サッカーの試合、バックでの車庫入れ、機械の操作のときに活発になる脳の領域（ロンドン精神医学研究所、2001年）

が点滅し、作動音がするからだ。

ゲリーは朝早く目が覚めてトイレに行くときなど、このステープラーが目に入るとつい紙を何枚か留めて、部品の動きを見てしまうという。ゲリーの家に遊びに来た男の友人たちも、このステープラーには目を輝かせ、みんなでかわるがわる試してみた。しかし女の友人は誰ひとり目もくれない。簡単な機能しかないくせして、やたらと値の張る装置にどうして男たちが大騒ぎするのか、女には理解できないのだ。

もっとも女のほうも、くりっとした瞳とちっちゃい鼻をしたテディベアを、大枚はたいて手に入れたりする。その理由は「……だってどうしても欲しかったの」だから、男とたいして変わらない。

物に対する反応が男と女でこれほど異なる理由は、脳のスキャン画像を見れば簡単に説明がつく。この図では、空間能力を発揮しているとき活発になる領域に、黒い影がついている。そこはもっぱら速度や角度、距離の把握が行なわれる部分なので、狩猟脳という言いかたもできる。

図を見てわかるように、男の脳は空間能力を発揮しやすい作りになっている。だから男や男の子は、ボタンがついていて、モーターが入っていて、音が鳴ったり光が点滅し、部品が動き、電池を使うものに夢中になる。その範囲も広く、テレビゲームやコンピュータのソフトウェア、携帯型ＧＰＳから、ほんものの犬そっくりに動くロボット犬、電動式のカーテン開閉装置、モーターボート、複雑な計器を満載した車、芝刈り機、さらには暗視スコープ付きの銃や核兵器、宇宙船まで含まれる。その他リモコンを使うものなら何でもいいので、もしリモコン式洗濯機が登場したら、男は喜んで洗濯をやるだろう。

DIYの誘惑

そんな男脳の空間能力にぴたりと照準を合わせているのが、ＤＩＹビジネスだ。男は帆船や列車の模型、プラモデル、コンピュータ用テーブルや本棚など、説明書をもとに組みたてるものにとにかく目がない。男の子がおもちゃ屋に通うように、男はホームセンターやパソコンショップ、自動車用品店に足を向ける。そこには自分で作ったり、組みたてたりできるものがたくさんあるし、機械の動きを見ることもできるしで、空間能力を発揮したい欲求が存分に満たされるのだ。

しかし家庭内では、男のこうした欲求がしばしば女をいらだたせる。集中力が九分間しか続かない男は、ひとつの作業に取りかかっても、途中で放りだして別のことをはじめてしまう。修理や手直しが必要なところがあっても、自分ではなかなか手をつけないくせに、女がほかの誰かに頼もうとすると大騒ぎする。たとえばトイレの水が流れなくなると、男は自分で直せると言いはる。「業者を呼びましょう」という女の提案は、男の空間能力に対する攻撃にほかならない。

相談もなく水道管修理の業者を呼ぶことは、男に対する最大の侮辱である。

業者を呼ぶことを拒否した男は、土曜日の夕方（野球中継が終わってから）、トイレ修理に取りかかる。元栓を締めてトイレタンクを開けてみると、どうやら座金がすり減っているようだ。そこで男はＤＩＹショップに出かける。電気サンダーや空気式ドリルを試したりして、たっぷり一時間は店内で過ごしたあと、同じくらいのサイズの座金を適当に選んで帰宅する。しかし、いざはめてみるとサイズが異なることがわかった。とりあえず古い座金をはめようとするが、どこに行ったかわからない。ＤＩＹショップはもう閉まっている——その夜家族は、シャワーもトイレも使えなかった。

男は壊れたものを修理できないと認めるくらいなら、右脚をチェーンソーで切りおとすほうがましだと思う。それは、男脳が最も得意とする二つの分野——空間処理と問題解決——で落第点がつけられたのと同じことだからだ。車を運転していて変な音がすると、男はまるで見当がつかなくても、とりあえずボンネットを開けてなかをのぞく。ひょっとしたら、キャブレターをアルマジロがかじっているかもしれないからだ。

水道の修理業者、大工、家計コンサルタント、コンピュータのサポート技術者、あるいはアルマジロ捕獲業者を呼ぶとき、女はかならず男に一言相談しよう。あるいは、どうしてもらいたいかという要望を伝えて男の意見を求め、いついつまでに解決してくれと期限を設定する。そうすれば、たとえ業者を呼んだとしても、男は問題を自分で解決したことになる。

男の子と男のちがいは?
持っているおもちゃの価格。

男に贈り物をするときは、空間能力に関係する品物にしよう。きれいな花やカードをあげても、男にはちっともありがたがってもらえない。

5　どうして男は、一度にひとつのことしかできないの？

前作『話を聞かない男、地図が読めない女』では、男の脳が一度にひとつのことにしか集中できない事実を詳しく紹介した。その反響があまりに大きかったので、ここでもう一度おさらいしておこう。どうして男は電話に出る前に、テレビの音量を落とすの？どうして男は新聞を読んだりテレビを見ているときに、私の話を聞いていないの？話すのと聞くのを同時にできる女には、一度にひとつのことしかできない男が理解できない。

その理由は、男の脳は仕切りがはっきりしていて、それぞれの場所で行なう作業が専門化しているからだ。ちょうど脳のなかに小部屋がたくさんあるようなものだ。ひとつの部屋が最低一種類の仕事を受けもっていて、ほかの部屋にはお構いなしに機能している。また右脳と左脳を結ぶ脳梁も、女とくらべると一〇パーセントは細い。つまり左右の連絡効率が、女より三割も落ちることになる。

こうした特徴は、女から見れば損に思えるかもしれない。だがそのおかげで、男はひとつの分野を極める専門家になることができる。実際、技術的な専門家の九六パーセントは男が占めている。

女が男を理解するときにいちばん大切なのは、この「一度にひとつだけ」という精神

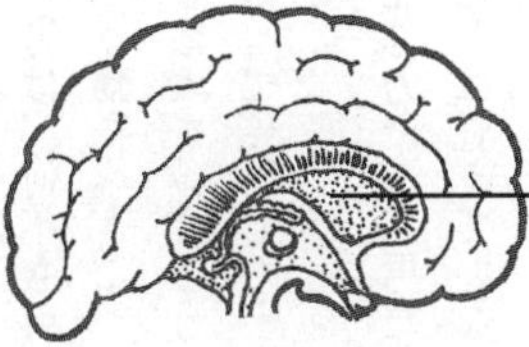

男の脳は「区分け」がはっきりしていて、左右の連絡効率も女より30%低い

構造を知ることだ。道路地図を見たり、バックで車庫入れをするときに男がラジオを消すのも、刃物を使っているときに電話が鳴ると指を切ってしまうのも、それで納得がいく。本を読んでいるときの男の脳をMRIでスキャンしてみると、外の音がほとんど聞こえていないことがわかる。だから男を痛い目にあわせたければ、カミソリでひげを剃っている最中に話しかければいい。

6　どうして男は、あんなにスポーツ好きなの？

現在行なわれている球技のほとんどは、一九世紀から二〇世紀にかけて男たちが発明したものだ。男の子がボールを蹴ったり追いかけたりするのは、「狩り」の再現である。

男にとって、お気にいりのチームに入れあげることは、原始時代の狩猟集団にふたたび加わるのと同じことだ。一流選手の活躍ぶりを眺めながら、男は自分もシュートを打ち、得点を入れたつもりになっている。サッカーの試合を見ているとき、男の脳は実際にプレーしているのと同じように、ボールのスピードや角度を推測し、方向を見きわめている。

男は、何年も前に行なわれた試合の結果や得点場面を鮮明に覚えている。あの選手はこう動くべきだったとか、結果はこうだったかもしれないという議論をしていると、感極まって泣きそうになる。一九六六年のワールドカップで、イングランドが西ドイツを破って優勝したとき、イギリスの男はイングランドチームの選手名を全部そらんじていたし、彼らが放ったシュートや、戦術の失敗などもひとつ残らず覚えていた。見上げた記憶力だが、男たちは隣人の姓や自分の甥っ子や姪っ子の名前、母の日がいつかということは覚えていない。

車を運転するとき、人間が使うのはほとんど空間能力だけだ。スピードや角度を測り、コーナリングやギアチェンジを工夫し、車の流れに合流し、バックで車庫入れをするとき、男は至福の喜びを感じる。カーレースのテレビ中継では、同じコースを自動車が何時間も回りつづけるだけだが、それでも男は夢中になる。ボクシングの試合を見ている男は、選手が腹に一発くらって倒れると、自分も身体を折りまげて痛そうにうめく。

スポーツに夢中になる男は、何の意味もない挑戦に参加したり、その様子を見るのも大好きだ。ぶっ倒れるまで飲みつづける酒飲みコンテストや、太鼓腹をぶつけあって勝負を決めるビール腹選手権、氷上自転車レース、お手製の奇妙な翼をつけて橋から飛びおりる鳥人間コンテストなどがそうだが、女はその手の「スポーツ」にまったく興味を示さない。

「うちの女房が言うんだよ。マンチェスター・ユナイテッドの応援をほどほどにしないと、離婚するって。女房がいないと寂しくなるなあ」

いまの世の中は、男にとって楽な場所ではない――男脳が得意な能力はじゃま者扱いされ、何かにつけて女から激しく攻撃されるからだ。男として何が期待されているのか、明確な役割がわからないし、お手本もいない。そんな男にとって、スポーツは狩猟チームの一員であることを実感させてくれる活動なのだ。そこでは男らしさを存分に発揮しても怒られないし、チームが勝利すれば達成感も味わえる。繰りかえしの多い単調な仕事をしている男ほど、スポーツに熱心なのはそのせいだろう。男がダイニングテーブルよりも新しいゴルフクラブを買いたがり、家族で行く海外旅行を犠牲にしても、サッカーの年間観戦パスを手に入れたがる理由も、これでわかるというものだ。

7　男はトイレでいったい何を話してるの？

この疑問を解きあかす前に、男たちが発する疑問に答えよう。「女はいつも連れだってトイレに行くけど、いったいそこで何を話してるんだ？」答えは「いろんな人の、いろんなこと」だ。よそのトイレよりこっちのほうが落ちつくとか、ほかの女の服装のこととか、あの男の人は感じがいいとか、あの人は虫が好かないとか、その他自分や友人たちの個人的な話などなど……。鏡の前でお化粧を直しながら、メークのテクニックについて論じたり、新発売のコスメを知らない人に使わせてもらったりすることもある。男にひどい目にあった女がいれば、トイレはすぐさまセラピーの場に変わる。女は個室に入っているあいだも、壁ごしにおしゃべりを続け、お隣からトイレットペーパーを渡してもらったりする。ときには、ひとつの個室に二人入って会話を続けることもある。イギリスのバーミンガムにあるナイトクラブのトイレには、女性客がじっくり話せるようにと、便器を二つ備えた特大個室があるほどだ。

女性用トイレは、社交ラウンジであり、カウンセリングセンターでもある。

では最初の疑問に戻ろう。男はトイレで何を話しているのか？　答えは――何も話していない。たとえ親友どうしで入ったとしても、必要最小限の言葉しか交わさない。むろん赤の他人とはいっさい口をきかない。ぜったいに。個室の仕切りも、男は天井から床まできっちりふさがれていないと落ちつかない。女性用トイレでおならの音が聞かれることはまずないが、男性用トイレでは、お祭りかと勘違いするぐらい派手に音が鳴りひびき、いちばん大きな音を轟かせた者は、得意満面で個室から出てくる。

ここで男性読者から届いた手紙を紹介しよう。これを読むと、男性用トイレの雰囲気がよくわかる。


高速道路を北に向かって走っていた私は、トイレに行きたくなったのでサービスエリアに立ちよりました。手前の個室はふさがっていたので、その隣に入りました。便器に腰をおろそうとしたそのとき、隣から「やあ、元気?」と声がしたのです。男はみんなそうですが、トイレで見知らぬ人と話をすることはありません。どうしていいかわからなかったので、ためらいがちに「まあまあだよ」と答えました。

すると隣人は、「そうか……それで、いま何してるの?」と言うのです。

妙だなとは思いましたが、私はバカみたいにこう答えました。「きみと同じだよ。北に向かってるんだ!」

やがて隣の男は、声をひそめてこう言ったのです。「おい、あとでかけ直すよ。隣の個室に、俺の話にいちいち答えるアホがいるんだ!」


男には小便器選択の法則というものがある。便器が五つ並んでいるとすれば、最初に入ってきた男は、後続者にわずらわされないように奥を選ぶ。次に入ってきた男は、最初の男からなるべく距離を取りたいので、いちばん手前に立つ。三番目の男は、どちらからも等距離の真ん中を選ぶ。そして四番目に入った男は、赤の他人のすぐ隣に立ってのぞかれるのはいやなので、個室に入ることを選択するだろう。男たちはまっすぐ前を向き、言葉はひと言も発さない。男は「トイレで他人と目が合うくらいなら死んだほうがまし」なのである。

男にとって、トイレで知らないやつの隣に立つことは、ムスコをむきだしにしたままエレベーターに乗るのと同じ。

第6章　もうひとりの手ごわい女

◎彼の母親

ソロモン王のところに、娘を持つ母親が二人、裁きを求めてやってきた。ひとりの若者が、彼女たちの娘のどちらとも結婚の約束を交わしたのだという。それぞれの言い分を聞いたソロモン王は、男を半分に切って分けよと命じた。

「それはいけません！」ひとりの母親が叫んだ。「血を流すなんて！　あちらの娘さんと結婚させてやってください」

それを聞いて、賢明な王は即座に言った。「では、若者とその娘を結婚させるように」

すると家臣が割ってはいった。「しかしそちらの母親は、若者を二つに切ってもかまわないと言っているんですよ」

ソロモン王は言った。「それでこそ義理の母親ではないか」

燃えよドラゴン

この世でいちばんジョークのネタにされる人種、それが義理の母親だ。男どうしの会話でも、テレビのバラエティ番組でも、義理の母親は抜け目がなく、がみがみうるさい鬼婆として登場する。かのレーニンも、重婚者が受ける最大の罰はと問われてこう答えた。「義理の母親が二人になることだ」

今朝、妻の母親がうちに来たんだよ。戸口のところで「しばらくここにいさせてもらえる？」と聞くものだから、「もちろんですよ、お義母さん」と答えてドアを閉めたよ。

姑とハゲタカのちがい？　どちらも心臓を食いやぶるけど、ハゲタカはこっちが死ぬまで待っててくれる。

たしかに義理の母親は、夫婦生活に厄介ごとの種をまくことが多い。離婚原因の三分の一は、義理の母親に原因があるとも言われている。ただし妻の母親が問題になる例は少なく、危険なのは夫の母親である。男にとっての義理の母親は、話題のなかで皮肉やからかいの対象になることはあっても、深刻な問題を引きおこすことはあまりない。

今日、義理の母親が死んだという連絡があったんだ。それで、埋葬、火葬、防腐処理のどれにするかって聞かれたから、「全部お願いします」と答えておいたよ。

アリゾナ州のジョバンニ・ビグリオッティという男は、一九四九年から八一年までのあいだに、五〇もの偽名を使って一〇四回も結婚した。その結果重婚罪で三四年間も刑務所に入ることになったが、義理の母親が一〇四人もできることはあまり気にならなかったらしい。

男は義理の母親から口出しされると、いらだつし気分も悪い。でもだからといって、嫌いになるほどではない。男の人生のなかで、義理の母親はたいした問題ではないのだ。むしろ男にとっては、大事な娘をとられたと思っている義理の父親のほうが厄介かもしれない。その証拠に、義理の父親をネタにしたジョークはほとんどない――笑いごとではないからだ。

彼の母親は彼女の重荷

ほとんどの家庭において、抜きさしならないドラマは妻と姑とのあいだに起こる。ユタ州立大学が実施した調査によると、夫の母親が扱いにくいトラブルメーカーで、妻とのあいだに深刻な対立が生じている夫婦は全体の五〇パーセントを占めるという。

世の姑がすべてそうだとは言わないが、息子とへその緒でまだつながっているような、干渉好きで所有欲の強い姑の存在は、妻を絶望のどん底に突きおとす。そんな姑を持っていると、離婚の可能性さえ脳裏をよぎる。

姑だけが悪いんじゃない

もちろん、姑がみんな邪悪な人間というわけではない。ユタ州立大学の調査でも、残りの五〇パーセントでは姑は良くも悪くもないか、寛大で温かい親族として、夫婦と仲良く付きあっている。それに夫婦間の問題や、夫や妻の欠点までが姑のせいにされている事例もある。

ケーススタディ――アニタとトムの場合

アニタとトムの夫婦仲は、結婚してわずか半年でひびが入りはじめた。脱いだ服や身体を拭いたタオルをそのまま床に置きっぱなしにしたり、部屋を散らかし放題にするトムに、アニタは不満がたまるいっぽうだった。

アニタ「トム、あなたってどうしてそんなにだらしがないの？　もういっしょに暮らすのは耐えられないわ！」

トム「何言ってるんだ、きみのほうがどうかしてるよ。文句ばっかり聞かされて、こっちの頭がおかしくなる！ 母さんは、僕のやることに一度だって文句を言ったことがないぞ」

アニタ「あらそう――じゃあ言わせてもらうけど、お母さんはあなたをずいぶん甘やかしたみたいね。あなたは洗濯も料理も、アイロンがけも掃除も、みんな女がやればいいと思ってるんでしょう？ 女を何だと思ってるわけ？ あなたのお母さんは、息子をとんでもない時代遅れに育てちゃったのね」

トム「母さんは関係ないだろう？ きみはいつでも話をずらして、自分以外の人間のせいにするんだ！」

このように、困った男を育ててしまう母親はけっこう多い。息子のために料理、掃除、洗濯、アイロンがけをすべてやってやり、愛情を示しているつもりだが、そうやって育った男は女との関係作りに支障をきたすことになる。

この問題はなかなか厄介だが、女も彼の母親を批判するだけでは何も解決しない。むしろ男を教育し直して、いろいろやらせるように仕向けたほうがはるかに効果的だ。男はもうおとななのだから、行動を親の責任にするわけにいかない。

姑もつらいよ

姑というのは難しい立場だ。女は結婚したあとも、自分の母親と密接なつながりを保っている。いざというとき、女が頼りにしたいのは姑より実の母親のほうだろう。

しかし姑にとって男がひとり息子だったり、姑自身が生活に不満を抱えていたりすると、息子の生活ぶりが気にかかってしかたがない。ちゃんと食事をさせてもらっているのかしら？　家のなかはきれいになっているの？　でも息子はそういう話をほとんどしてくれない。情報を遮断されて、除け者にされた気がする姑は、絶えず自分の存在を前面に押しださずにはいられないのだ。これが結婚前だったら、息子の恋人は何くれとなく母親に気を遣い、友好的な関係を築こうとするだろう。母親を味方につけておいたほうが得だからだ。しかし結婚して生活が落ちつくと、ひとりの男をはさんで妻と姑がいがみあう形になってしまう。

しかしどんな問題にもかならず解決策はある。大切なのは、解決しようという意欲だ。とくに姑の問題に関しては、息子夫婦がおとなの態度で、率直に取りくむ必要がある。

ケーススタディ――リチャードとダイアナの場合

バーナデットは四〇代はじめのとき、夫と離婚した。夫は大酒飲みで家族をちっとも顧みない男だったから、別れてせいせいした。息子のリチャードは、二二歳の立派で誠実な若者に成長している。これからは息子が私の面倒を見てくれるにちがいない。子育てに全力を注いできた母親を息子が世話するのは当然の責任だし、リチャードもそれはわかっているはず。バーナデットはそう信じていた。

やがてリチャードには、ダイアナという恋人ができた。ダイアナが不思議に思ったのは、婚約が決まるまでリチャードが家に呼んでくれなかったことだ。はじめてリチャードの母親に紹介されたとき、彼女はまだ結婚は早いとか、結婚式までに考えが変わるかもしれないなどと言いだした。だがダイアナは、笑って取りあわなかった。

そして結婚式当日、バーナデットはずっと不機嫌なままで、この結婚は長続きしないと出席者に言ってまわった。

この結婚には、とんでもない姑がくっついてきた。そのことをダイアナが悟るまで、あまり時間はかからなかった。ダイアナとリチャードが新婚旅行から帰ってくると、バーナデットは毎日のように新居に押しかけるようになった。それも事前の連絡なしに。

バーナデットは、リチャードの好きな料理の作りかたとか、家の片づけかたを指南するだけでは飽きたらず、ダイアナのやることなすことにかならずケチをつけた。そればかりか、リチャードがいないときに、面と向かってダイアナを罵倒するようになった。ダイアナがそのことをリチャードに訴えると、バーナデットはそんなことはしていない、彼女は息子と私の仲を裂こうとしていると騒ぎたてる始末だ。

バーナデットは毎晩電話をかけてきては、息子と長いあいだおしゃべりする。そしてペンキを塗ってくれ、庭の雑草をとってくれ、水道栓を直してくれ、買い物に連れていってくれと、用事を作っては自分の家に「帰って」こさせる。リチャードも母親の言うなりだった。

二年たって、ダイアナは男の子を産んだ。バーナデットは、孫の世話と称してふたたび夫婦の生活に入りこんできた。頼んでもいないのにやってきては、ダイアナの子育てを一から十まで批判し、赤ん坊を抱いたまま離そうとしない。ダイアナは、わが子を姑にとられるのではないかと、気が気ではなかった。

ダイアナは、リチャードに何度となく相談しようとした。しかしリチャードは、母親の希望にできるだけ添うのが自分の責任だと思っている。せっかくバーナデットが子育てを手伝ってくれているのに、それをいやがるなんてダイアナは独占欲が強すぎる。リチャードは、自分勝手で嫉妬ぶかい妻が、もっとおとなになるべきだと感じていた。

やがて争いに疲れたダイアナは、黙って不満をためこむようになった。

ダイアナとバーナデットの不仲は、リチャードにとっても悩みのタネだった。ダイアナのことは愛しているが、あまり感情的になられるとうんざりする。リチャードもまた問題を解決したがる男脳の持ち主なので、何とかしなくてはと焦るのだ。最近では、独身のままのほうが気楽で良かったと思いはじめている。

姑問題は夫婦で解決する

どんなトラブルでも、当事者が三人いると解決は難しい。妻と姑の問題に関しても、悪い芽が出かかっているのを見つけたら、妻のほうから橋わたしをする努力が必要だ。とくに結婚前は相手のことしか目に入らないかもしれないが、ここで未来の姑と良好な関係を作っておかないと、あとで痛いしっぺ返しを食らうことになる。義理の母親と二人だけの時間を持って、自分は息子の嫁ではなく、独立したひとりの個人だということを認識させよう。その認識を土台にして関係を築いていけば、夫がからんでも面倒は少なくなる。

結婚してから問題が浮上してきた場合は、当事者三人全員が納得のいく形で解決することは難しくなる。三人のうち二人が共同戦線を張っていると思ったら、残りひとりがむきになって抵抗するだろう。そうなってしまったら、いちばん深刻な影響を受ける側、つまり夫と妻が解決に乗りだすしかない。

夫と妻は、まず次の基本的な問いを考えなくてはならない。

いまの自分たちの関係に問題があると思っているか?

幸せで愛情に満ちた暮らしをずっと続けたいと思っているか?

問題を解決したいと思っているか?


答えにひとつでも「ノー」があるなら、カウンセリングを受けたほうがいい。答えが全部「イエス」であれば、それぞれが問題だと思っていることを紙に書きだす。

先ほどのケーススタディでは、ダイアナはこんなことを書くだろう。


お義母さんは連絡もなく家にやってくるので、プライバシーが保てないし、予定がしょっちゅう狂ってしまう。

お義母さんが毎晩電話をかけてくるので、家族みんなで静かにくつろげない。

お義母さんが何かにつけてリチャードを呼びだすので、家族水入らずの時間が減る。

お義母さんはわが家のことを根ほり葉ほり聞くし、何でもいっしょにやりたがる。

お義母さんは私の能力を少しも認めようとせず、批判ばかりする。リチャードをいまだに子ども扱いして命令する。


そしてリチャードの言い分は次のようになる。

母は寂しくて、慰めてあげられるのは僕たちしかいないのに、ダイアナは少しも気を遣わない。

母の家には男手がいない。だから力仕事は息子である僕の責任なのに、ダイアナはそのことをわかっていない。

母はダイアナの子育てを手伝おうとしている。それなのにダイアナは赤ん坊を独占して、母のアドバイスを聞こうとしない。

母の要求に応えてあげられないと、僕は罪悪感を覚える。

みんな仲良くやってほしいのに、どうしてぎすぎすしているのか理解できない。


これを読むとわかるように、リチャードは母親のバーナデットが悪いとは少しも思っていない。リチャードは、まだ母親とへその緒でつながっている。おとなになりきれておらず、ほんとうの意味で母親から巣立っていないのだ。だからバーナデットはいまだに息子を支配下に置いているし、息子を通じてダイアナと孫もコントロールしている。

やっぱりへその緒は、生まれてすぐに切っておかなくちゃね。

自分ではその気はないかもしれないが、ダイアナも共犯者だ。厄介なことになりそうだと思ったとき、すぐにバーナデットとのあいだに一線を引くべきだった。しかし実際には、義理の母親に家庭をかき回されても、それを放っておいた。

垣根を作る

垣根を作るというのは、基本的なルールと境界を定めて、それを破らないでほしいと他人に告げることだ。リチャードとダイアナは、結婚してすぐにその作業をしなかった。若いカップルは往々にしてこの過ちをしでかす。彼らは人生経験も乏しいし、それまで親の決めた垣根のなかで暮らしてきた。だから親の口出しも、ありがたい助言と受けとめてしまう。

だが結婚した以上、夫婦は自分たちなりのルールと境界線を決めなくてはならない。垣根を作ってしまえば、それを踏みこえると良からぬ事態を招くことがはっきりわかる。ダイアナとリチャードは、夫婦といえどもおたがい個人として一線を引いているはずだ。その垣根を、バーナデットとの関係にも作ればよいのである。

ダイアナは、バーナデットが突然家に押しかけるのが不満だ。それならば、プライバシーの垣根を越えるときの注意点を、バーナデットに徹底させる必要がある。来る前には電話を一本入れること。夫婦にはプライベートな時間が必要だし、二人で取りくまなくてはならない作業もある。いきなりそんなことを言われたら、バーナデットはひじ打ちを食らったような衝撃を受け、傷つくだろう。だがそれは彼女の問題だ。時間がたてば、彼女も慣れてルールに従うようになる。

バーナデットが自分の家の雑用をリチャードにさせるのも、垣根がないことが原因だ。たしかにリチャードには息子としての責任があるが、実際に用事を片づけるときは、かならずダイアナの同意を得なくてはならない。近所にある便利屋に話をつけて、バーナデットに電話番号を教えておくのも手だ。その費用は、誕生日やクリスマスのプレゼントとしてリチャードたちが負担してもいい。

子育てについても、夫婦が垣根を作っていないのをいいことに、バーナデットがずかずかと入ってくる。しかしこの問題は、訪問前の連絡を義務づけることでかなりやわらぐはずだ。またダイアナは、子育ての方針に関してはリチャードと二人で決めるから、とはっきり言わなければならない。

リチャードはダイアナと話しあって、母親と電話で話す時間を決める。そしてたとえば、一〇分を超えたら用事があるからと言って切るようにする。

バーナデットは、息子夫婦以外のことに関心を持つようにしなければならない。それを仕向けるのは、リチャードの大切な役目だ。読書会やゲートボールに参加するのもいいし、カルチャーセンターで好きな講座を取るのもいい。病院や給食サービスでは、いつもボランティアを募集している。バーナデットが新しいことを見つけるまでのあいだ、リチャードとダイアナは彼女を精神的に支えてあげなくてはならない。見せかけでもいいから、バーナデットの「新しい人生」に興味津々という態度をとっていれば、そのうち歯車がうまくかみあうようになる。

ダイアナが抱えている問題は、垣根をきちんと作り、それを守ることですべて解決できる。だが最初のうちは、バーナデットも怒るだろうし、息子夫婦の罪の意識をあおるような言葉を浴びせるにちがいない。おなじみの「泣きおとし」である。


「あんなに良くしてあげたのに!」

「ほかに誰を頼れって言うの?」

「もう私のことなんかどうでもいいのね」

「私が死んでから後悔したって遅いのよ」

「なんて自分勝手なの——お父さんそっくり」

「私はひとりぼっちなんだわ」


だがリチャードたちが夫婦で徹底的に話しあい、バーナデットがどんな反応を示すか予想して、対応策を練っていたら、こういう作戦は通用しない。自分たちの行動に後ろめたさを感じなければ、いくら泣きおとしで来られても罪悪感は覚えないはずだ。

Mother-in-law（義理の母）を並べかえると、Woman Hitler（女ヒトラー）になる。

大切なのは、相手への配慮と支援を怠らないことだ。もし猛烈な勢いで反撃されたとしても、付きあいをやめることだけはぜったいにしてはならない。家族の近況を知らせながら、母親には自分の人生を歩むようながす。垣根を作るあいだも共感と愛情を忘れなければ、義理の母親と若い夫婦のあいだには、健全で喜びに満ちた関係がはぐくまれるはずだ。

もしこれだけ努力をしても問題が解決しなかったら？　遠くの町に引っこしなさい。

第7章　女の言葉に込められた五つの秘密

あなたが男なら、ここが本書で最も重要な部分になる。これから読むことがにわかには信じられないかもしれない。そんなときは、身近にいる女性に確かめることをお勧めする。

私たちは一〇年ほど前から、男女のコミュニケーションのちがいについて調べ、それに対する人びとの反応も記録している。さまざまな国籍や人種の男性に話を聞いたところ、女のコミュニケーションについて、男は五つの疑問を抱いていることが判明した。さらに調査を進めた結果、五つの疑問の背後には興味深い秘密が隠されていることがわかった。男が女の言葉に舞いあがったり、当惑させられるのも、すべてこの秘密のせいなのだ。しかし、もし秘密がわかれば、異性とのコミュニケーションは円滑になり、これまで経験できなかった新しい関係を築くことができる。

ではまず、男が抱く五つの疑問を紹介しよう。

1　なぜ女はおしゃべりなのか？

2　なぜ女は、何でも話しあいで解決したがるのか?
3　なぜ女の話は大げさなのか?
4　なぜ女の話はとりとめがないのか?
5　なぜ女は細かいところまで全部知りたがるのか?

1　なぜ女はおしゃべりなのか?

際限のない女のおしゃべり――それは、男がどうしても理解できないことのひとつだ。

原始時代の女は、ほかの女や子どもたちといつも集団を作り、行動範囲もあまり広くなかった。集団生活をつつがなく送るには、仲間たちと密接な関係を築いて仲良くすることが不可欠だ。だから女たちは何でもいっしょに行動するし、たえずおしゃべりをして絆を深める。そのあいだ男たちは狩猟や釣りをしているわけだが、獲物が驚いて逃げると困るので、声は出さない。現代の男も、狩猟や釣りのときはほとんどしゃべらない。現代の女も、何人かで連れだってショッピングに行くときは休みなくしゃべっている。話す理由も、最終目的も必要ないのが女のおしゃべりだ。

左の図は、会話をしているときの男女の脳のMRI画像だ。黒く塗られているのが、活発な部分である。女の脳のほうが、発話や言語関連の機能を活用していることがよくわかる。

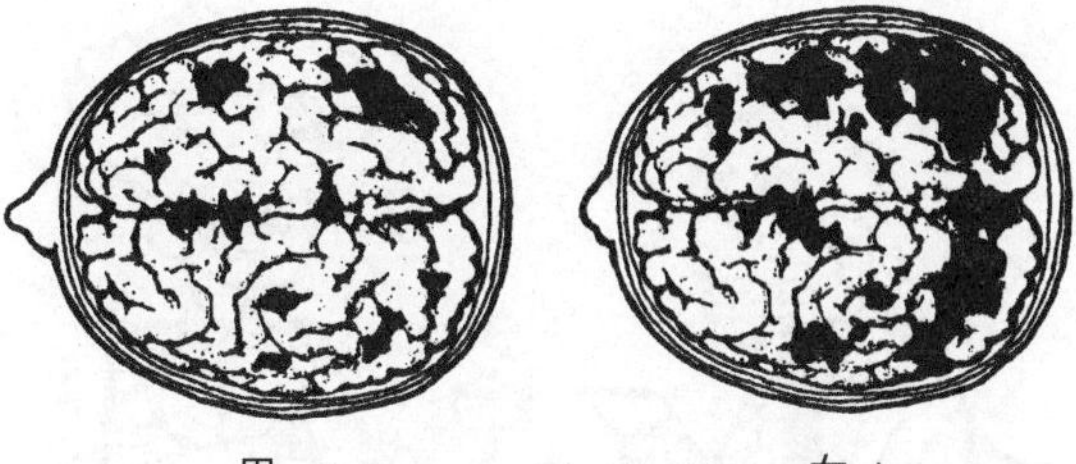

脳のなかで、発話と言語をつかさどる領域
（ロンドン精神医学研究所、2001年）

女が一日にしゃべる言葉は、およそ六〇〇〇〜八〇〇〇語だという。これに対して男は、せいぜい二〇〇〇〜四〇〇〇語だ。この差が、男女のカップルに多くの摩擦を引きおこす。働いている男は、言葉の持ち分を午後の早い時間に使いはたしているのに、女はまだ四〇〇〇〜五〇〇〇語も余力が残っている！　だから女どうしであれば、一日じゅうおしゃべりをして別れたあと、電話でさらに一時間も長話ができる。すると男からは、「どうして会ったときに全部話さないんだ？」とお決まりの反応が返ってくる。

男の脳は言語関連があまり強くないために、発話障害の割合も男のほうが高くなる。吃音は男のほうが女の三〜四倍も多いし、重度の失読症になると一〇倍の開きがある。

男の脳は問題を解決するための配線になっているので、休みなく解決策を考えだしている。

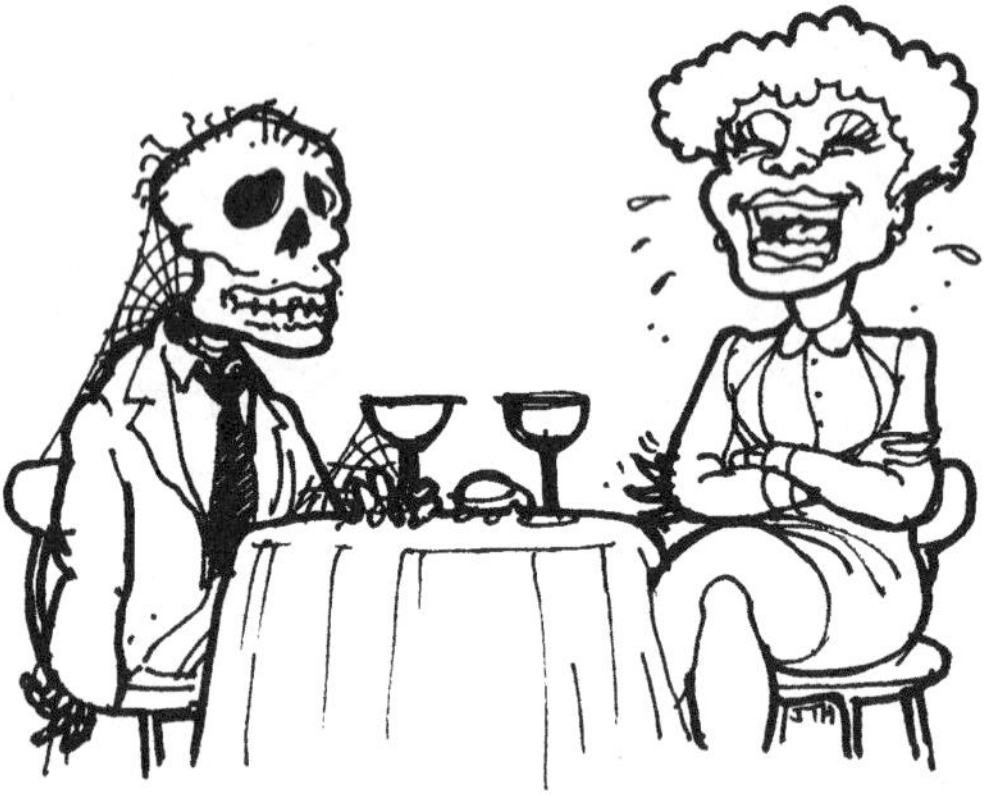

あら、私ったらおしゃべりが過ぎたかしら

発話も言語も、事実やデータを伝えるための手段に過ぎない。だから男は「話すことがあるとき」、つまり伝えたい事実やデータや解決策があるときしか口を開かない。ところが女の「話」は役割がまるで異なっていて、それは他人と親しくなったり、ごほうびをあげる手段なのである。つまり相手に好感を持っているとき、相手の意見に賛成のとき、相手の存在を受けいれ、評価していると伝えたいときに、女は話しかけるのだ。もし女に口をきいてもらえなかったら、あなたは確実に嫌われている。

男脳は解決策重視、女脳はプロセス重視。

男が個人的な話をするのは、相手の男が解決策を持っているとにらんだときだけだ。前にも説明したように、意見を求められた男はそれを名誉に思い、喜んで解決策を提供するだろう。しかし女が話をするときは、相手との距離を縮めることが目的であり、解決策は望んでいない。それを知らない男が勘違いして、女の話をさえぎり、解決策を示そうとする。しかし女に言わせると、話の途中で割って入って、こうすればいいと指示されるのは、自分がまちがっていて男が正しいと決めつけられているような気がする。女が話すのは、気持ちや悩みを相手と共有したいからであって、おしゃべりは相手を信頼している証なのだ。

反対に女は相手に好感を持っていないとき、その意見に納得できないとき、さらには相手を痛い目にあわせたいとき、しゃべるのをやめる。沈黙は懲罰の手段であり、女どうしではきわめて有効だ。だが男は「平穏な静けさ」と勘違いして喜んでしまう。女が「二度と口をきかないから！」と脅したら、かなり怒っていると思ったほうがいい。

女が男を懲らしめたいときは、話題をころころ変えながらひたすらしゃべり続けるのがいちばん効果的だ。

2　なぜ女は、何でも話しあいで解決したがるのか？

平均すると女のほうが男より七年長生きなのは、女はストレス処理能力に優れているからだ。ストレスだらけの一日を送った男は、ほかのことに考えや行動を切りかえて、今日のことを忘れようとする。男の脳は、一度にひとつのことしか集中できないモノトラックだから、新聞やテレビ、庭の水やり、ネットサーフィン、模型作りに没頭していれば、いやなことを考えずにすむ。それでも頭から離れない問題を抱えていたら、男は話すのをやめ、どうすれば解決できるかじっと考える。ストレスがあまり大きいと、下痢や便秘、胃潰瘍、心臓発作といった身体症状が現れることもある。

いっぽう女は、抱えている悩みについて話すことがストレス軽減法だ。だから話が行ったり来たりしながら、ひとつの問題をいろんな角度から取りあげてしゃべり続け、結論に到達することはない。そんなとき、男はアドバイスを求められているものと勘違いして、さっそく解決策を出してやろうとする。

ケーススタディ――真夜中の口論

いっしょに暮らしはじめたリサとジョーは、口論ばかりしている。二人の言いあいは、真夜中過ぎまで終わらないことがあった。なぜなら、けんかをしたら仲直りするまで寝てはいけないというのがリサの信念だからだ。だから彼女は、ひたすらしゃべってしゃべって、しゃべりまくる――ときには、それが新しい口論の火種になることもあった。ジョーはリサと考えかたがちがっていても、それはそれとしてさっさと寝たいのだ。リサがしゃべるのは、自分のストレスを軽くして、二人が満足できる結論に到達したいと思っているからだ。だがジョーにとっては、同じ話を何度も繰りかえしているとしか思えない。議論が出尽くした以上、意見の食いちがいはそのままにしておいてもかまわない。それがジョーの考えだった。

意見がぶつかると、女は夜が更けるのもかまわずしゃべりっぱなしだ。なぜそんなことができるのか、男には謎である。女の脳は、プロセス重視のコミュニケーション・コンピュータだと思えばいい。自分の行動や気持ちをあらゆる角度から語りつくすことが目的なのだ。男だったら、想像しただけで萎えそうな話だが。男はむしろ考えかたが異なることを歓迎し、無理に意見を揃えようとしない。

しかし女は意見の食いちがいを何としてでも解決し、和平に持ちこもうとする。話せば話すほど気分がすっきりすると信じているが、男はまったく逆で、話すことで事態が悪化する場合もあると考える。

女がとりとめもなく話しはじめたら、それは本人の気分をすっきりさせるためのプロセスなのだと考えよう。じっくり耳を傾け、いつでも話を聞いているよという態度を示してやる。ほんとうは存在しない問題の解決策をまじめに考えるより、話を聞くほうがよっぽど楽だし、女の受けも良い。

それができないときは、後日冷静になったときにまた話をしようと穏やかに切りだす。「悪いけど、いまはその問題を考えていられないんだ。明日にしてくれないか？」むすっと黙りこんで、女がすべて言いおわるのを待つより、このほうがはるかに効果的だ。そもそも、女がすべて言いおわるときなど永遠に来ない。

3　なぜ女の話は大げさなのか？

男も女も話を誇張する。ちがうのは、男が事実やデータを誇張するのに対して、女は感情や気持ちを誇張することだ。男は自分の仕事の重要性、自分の収入や釣った魚の大きさ、乗っている車の性能、それにデートした女がいかに美人だったかを大げさに語る。女は個人的な話題や、誰かの発言について、自分や他人がどう感じたかをふくらませて話す。女の脳はものではなく人間に焦点が定まっていて、人間関係や生活ぶりに想像を働かせる。そうした面を大げさに語ることで、話をよりおもしろくしているのだ。

多くの女は、白馬に乗ったすてきな王子さまがやってきて、自分をさらってくれるという夢を描いている。もっとも現実の相手は、土曜の夜に「ホワイトホース」というパブで知りあった、にきびだらけのコンピュータ技術者かもしれないが。

女の究極の夢、それは一度に二人の男に愛されること。

夢の世界で、ひとりは料理を作り、ひとりは掃除をしている。


女がよくやる誇張には、たとえばこんなものがある。

「あなたが身体を拭いたタオルを拾うの、これで一〇〇万回目よ」

「あなたはいつでも、家事をひとつ残らず私に押しつけて、子どもの世話まで同時にさせるのよね」

「あの人が着てるようなドレス、私だったら死んでもごめんだわ」

「どうして毎回飽きもせずにこういうことをするわけ？」

「あなたとはもう二度と口をきかない！」


こうした言葉を聞かされるたびに、男はいらだちを覚える。男の脳は事実とデータを重視し、外から入ってきた言葉を額面どおりに理解するからだ。たとえば、友人たちの目の前で、男が女の意見に反対したとする。怒った女は、あとで男にこう言うだろう。

「あなたって、何かっていうとかならず私をやりこめるのね。私の意見を尊重してくれたことなんて、一度だってないじゃない！」

男はその言葉をまともに受けとめて反論する。

「かならずなんてことはない！　ゆうべだってそんなことしなかったじゃないか！」

すると女は、前回男に押しきられた日付と時間、場所を正確に挙げるだろう。男は憤慨し、傷ついて退散するしかない。しかし問題は回数ではない。女が言いたかったのは、友人たちの前ではもっと気を遣ってほしいということだ。面目をつぶされた感情を強調するあまりに、ああいう言いかたになってしまった。それなのに男は、女の言ったことを事実およびデータと解釈して、まちがっていると反論してしまう。

女はたしかに話す能力に優れているが、実際のコミュニケーションの現場ではボディランゲージも多用している。ボディランゲージは、会話で与える印象の六〇～八〇パーセントを占めており、そのときの女の精神状態をよく表している。女は電話でしゃべっているときでさえ顔の表情をころころ変え、手を大きく動かし、盛んに身ぶり手ぶりをつけている。声の抑揚も、女は五種類を使いわけるのに対し、男は三種類しかない。女が発するメッセージのなかで、言葉の占める割合はわずか七～一〇パーセント程度なのだ。身ぶり手ぶりや声の調子で言いたいことのほとんどを伝えているのだから、当然言葉の果たす役割は小さくなる。女の会話では気持ちが伝わることが大切で、ボディランゲージと声の抑揚がその最大の伝達手段なのだ。

女はこうして墓穴を掘る

ルークと私は、土曜の夜にお気にいりのレストランで落ちあう約束でした。時間は午後六時ごろです。

その日ルークは、友人たちとサッカーの試合を見にいきました。私も女友だちと久しぶりに会って、ショッピングをしたり、ランチを食べたり、コーヒーを飲みながらおしゃべりを楽しみました。

時間が矢のように過ぎて、私はルークとの約束に少し遅れてしまいました。でも今夜はロマンチックなディナーになるはず。私は胸が高鳴り、早く彼に会いたくてたまりませんでした。

店に着いたら、彼はもう席についていました。私は遅刻したことを謝って、今日は友だちと楽しく過ごしたことを報告しました。今日買った品物を見せ、彼にもプレゼントをあげました――スーツによく合う金色のカフスボタンです。でもルークは「ありがとう」と言ったきり、カフスをポケットにしまい、黙りこんでしまいました。

明らかにルークの様子は変でした。私が遅れたものだから、罰として口をきいてくれないにちがいありません。食事のあいだも会話はとぎれがちで、少しも盛りあがりません。まるで彼が何百キロも遠くにいるみたいでした。コーヒーは家で飲むことにして、私たちは店を出ました。

車を走らせているあいだも、ルークは黙りこくっています。いったい何が原因なのか、私は懸命に頭を働かせましたが、思いあたることはありましたが、家に着くまでは何も言わないことにしました。

家に入ると、ルークは居間のソファにどっかと腰をおろしました。テレビをつけてぼんやり画面を眺めています。その目は、私たちの愛が終わったと語っているようでした。そうです、少し前から怪しいと感じていたことは、やはり事実だったのです――彼には新しい女の人ができたにちがいありません。でも私を傷つけたくないから、打ちあけられないでいるのでしょう。相手もわかっています。彼の職場にいるデビーです。ミニスカートの腰をくねらせながら歩く彼女を、ルークはうすら笑いを浮かべて見ています。私が気づかないと思ってるのかしら！

私は彼の隣に座っていましたが、一五分もすると耐えられなくなって、先にベッドに入りました。それから一〇分ほどして、ルークもやってきました。そして驚いたことに、彼は私を抱きしめたのです。私たちはその夜愛しあいました。でもことが終わると、ルークは寝返りを打ってそのまま眠ってしまったのです。私はどうしていいかわからず、心がざわついて眠れませんでした。

明日になったら、ほんとうのことを話してくれるよう彼に言おう。新しい女って誰なの？　彼女とはただの浮気、それとも本気で愛してるの？　どうして男はこんなに不誠実なんでしょう。もうこんな人生には耐えられません……。

さて、この夜ルークは何を考えていたでしょう？

あーあ、イングランド代表が負けちゃったよ。でもすんげえ試合だったな。

誇張もほどほどに

あなたが男だったら、女は感情的な部分を大げさにしたがることを覚えておこう。女の言うことを額面どおりに受けとめてはいけない。「メロドラマの主人公じゃあるまいし」といった批判や、人前でたしなめる態度は慎もう。女の言葉に耳を傾けて、その背後に隠されたほんとうの気持ちを探ること。あなたが女なら、男は言葉をそのまま解釈することを念頭に置いて、誇張もほどほどにしよう——とくにビジネスの場では、あまり大げさに話をすると混乱と損害を招く。

4　なぜ女の話はとりとめがないのか？

男に言わせると、女の話はあいまいで遠まわしだ。女がほんとうは何を望んでいるのか、読心術よろしく推測しなくてはならない。ある男性から届いた手紙も、その苦労を物語っている。

妻の話術はあまりに高度で、私にはついていけません。たとえば昨日のことですが、キッチンにいた妻がこう言ったんです。「今日のスタッフミーティングでね、上司が言ったのよ。サラミを食べないで」

「え?」私は驚きました。「きみの上司がサラミについて何だって?」

「上司じゃないわ、あなたよ」妻はいらだたしげに答えます。「そのサラミは食べないで。あとで使うために残してあるんだから」

私はあっけにとられますが、頭の引きだしを必死にかきまわして、いまの話は何だったのか手がかりを探します。けれども妻はというと、平気な顔で上司の話に戻っています。

いつもこんな調子なのです。妻の話がとぎれたところにしおりをはさんでおかないと、あとで糸口がつかめなくなります。彼女は一度に四つから五つの話を苦もなく進行させるので、私はついていくのに必死です。妻は知性あふれる女性なのに、どうしておしゃべりとなるとあんなに話がとっちらかってしまうんでしょう?

先日も、「今夜映画を見にいかない?」と妻が私に言いました。彼女から誘うなんて珍しいと思いましたが、ガレージで作業がしたかったので断りました。それから一時間ほどして、妻が私にちっとも話しかけないことに気がつきました。どうかしたのかと聞いても、「別に」と答えるだけで、やっぱり押しだまっていま す。さらに問いつめたら、妻は目に涙を浮かべて叫んだのです。「あなたって、映画にも連れていってくれないのね！」ちょっと待って――最初に言いだしたのは妻のほうじゃないですか！

今日も、私は洗濯物を運びながら言いました。「あとでホームセンターに行くよ」それから私は、三〇分ほどガレージにいました。そのあいだ洗濯機を回し、箱を片づけ、棚を掃除しました。ホームセンターから帰ってきたら、あれとこれをやろうと胸算用もしました。そして家に入ると、妻が顔を上げていきなり聞くんです。「どうして？」

「え？　どうしてってどういうこと？」

「何かいるものがあるの？」

「何もいらないよ。いったい何の話をしてるんだ？」

「何もいらないのなら、ホームセンターに行く必要ないじゃない」腕組みをした彼女の顔には、「いったい何様のつもり？」と書いてあります。

しかしホームセンターの話は、とっくの昔に終わっています。そのあいだに、少なくとも半ダースは別の話題が出たはずです。しかし疑問が解決していない妻にとっては、ホームセンターがまだ最新の話であり、私もそうだと思っていたのです。

妻は、私が話をちゃんと聞いていなかったからだと言います。自分でも何となくそんな気がします。でもそれはあとでゆっくり考えるとして、とりあえずこのサラミ・サンドイッチを食べてしまいます。

不満だらけのレイモンドより

女の話にはほのめかしや暗示が多いが、それにはちゃんとした理由がある。対立や不和、攻撃を避けて、他人と関係を築き、円満にやっていくためには、攻撃的に見られないよう、そうした話しかたが必要なのだ。また婉曲な話しかたは、調和を保とうとする女の気質にもぴったり合っている。

遠まわしな話しかたも、女どうしでやっているぶんにはまったく問題がない――真意は充分に伝わる。しかし男が相手となると、目も当てられないことになる。男は直接話法を使い、字面で解釈するからだ。構成もなければ目的もはっきりしない女の話に男は面食らうばかりで、つい「要するにどういうことだ?」とか、「この話はどこに向かってるんだ?」と聞いてしまう。あげくに、女は頭がどうかしていると言わんばかりの態度で、「その話はもう何回も聞いた」「この話がいつまで続くんだ？」「苦労ばかりで実りの少ない会話だな！」などといった暴言を吐く。

女の建前と本音

女がこう言うとき……	ほんとうはこの意味
私たち、話しあう必要があるわ。	私、怒ってるの。（または）困ってるの。
私たち～する必要があるわ。	私は～したいの。
ごめんなさい。	あなたも謝るんでしょうね。
あなたが決めることよ。	私がいいと言えばだけど。
怒ってないわよ。	怒ってるに決まってるでしょ！
気持ちを伝える方法を学ばなくちゃ。	黙って私に賛成してりゃいいの。
私のこと、愛してる？	高い買い物をしたいんだけど。
今夜のあなたは優しいのね。	セックスのことしか頭にないわけ？
私のこと、どれくらい愛してる？	まずいことやっちゃった。
明かりを消して。	太腿がたるんできたのよ。

ケーススタディ――バーバラとアダムの場合

バーバラは友人たちとショッピングに出かけるので、キッチンの片づけは、一六歳の息子アダムにまかせることにした。「アダム、私のかわりにキッチンをきれいにしておいてくれる？」母親の問いかけに、アダムは「ああ……うん」と生返事で答えた。ところが買い物を終えたバーバラが、友だちを連れて帰宅したら、キッチンは爆弾が炸裂したみたいな状態だった。出かける前よりひどくなっている。頭から湯気を立てて怒るバーバラに、アダムは「今夜外出するまでにやっておこうと思ったんだ」と弁解した。

これは、息子に曖昧な頼みかたをしたバーバラが悪い。「キッチンをきれいにしておいてくれる？」と聞いたところで、一〇代の男の子が進んでキッチンの掃除などするはずがない。「アダム、私がショッピングから戻る夕方までに、キッチンを片づけておくのよ」と期限を決めて具体的に用事を言いつけるべきだった。

その夜バーバラは、「寝る前に一時間は勉強してほしいんだけど」とアダムに言った。こういう遠まわしな言いかたは、女の子には通用しても、男の子には効果がない。男の子の脳は、指示ではなく母親の希望としか解釈しないからだ。もしこれで男の子がテレビを見ていたら、母親は怒りだし、口論になるだろう。

「寝る前に一時間は部屋で勉強しなさい。寝る時間になったら、お母さんがお休みを言いに行くから」となるべく具体的な指示を出せば、誤解の余地もなくなる。しかし多くの女は、はっきりした物言いは攻撃的で角が立つと思っている。たしかに女どうしならそれも事実だが、男どうしはいつも直接的な言葉で意思を通わせているのだ。

男に思わせぶりな話しかたは通じない。言いあらそいを減らし、望む結果を得たいのなら、男にははっきりものを言う練習をしたほうがいい。

男は、女のおしゃべりについていけなくなっても、黙って聞きつづけること。解決策を出そうなどと思ってはならない。「七時のニュースを見たいんだ。でもそれまでは、全身耳になってきみの話を聞くよ」と制限時間を設けてもいい。男がとくに何かしなくても、女は言いたいことを吐きだして、ひとりで満足するはずだ。

ではここで、読者が実体験をもとに作成した「女の婉曲話法辞典」を紹介しよう。

「いいわ」

口論の最後に女がこの言葉を発したら、女は自分が正しいと信じていて、男を黙らせようとしている。「この格好、どう？」と女に聞かれたとき、男が「いいんじゃない」と答えるのは禁物！　けんかになるのは必至で、今度は女のほうが「もういいわ！」と捨てぜりふを吐くことになる。

「五分」
　三〇分のこと。テレビでサッカーの試合を見ている男が、ゴミを出しに行くと言って腰を上げるまでの五分と意味は同じ。

「何でもない」
「何かある」という意味。男を絞めころしたい心境を表す言葉。けんかはたいてい「何でもない」ではじまり、「五分」だけ続いて、最後は「もういいわよ！」で終わる。

「やれば？」（眉が上がった状態で）
　一種の挑戦であり、それをやったらまちがいなく女は怒りだす。

「やれば？」（いつもの表情で）
「もう知らない」「好きにすれば？　私は関係ないから」といった意味。数分後に、眉が上がった状態の「やれば？」が出てくる。

大きなため息

こんな大バカを相手に議論しても時間のむだという意味。

「あら?」

話の最初に「あら?」が来たら、男の嘘がバレたことを意味する。「あら? 昨晩お兄さんと電話で話をして、あなたのこと聞いたのよ」「あら? そんな言い訳を信じろってこと?」そうなったらもう、その場しのぎの嘘をつかないほうがいい。眉が上がった「やれば?」に発展することまちがいなし。

「だいじょうぶよ」

時間をかけてじっくり復讐計画を練るという意味。「いいわ」や「やれば」と組みになって使われることも多い。この言葉が出たら、近い将来男の身に大変な災厄が降りかかる。

「話してちょうだい」

どんな言い訳や理由を用意しているのか知らないけど、とりあえず聞いてあげるわという意味。ここでほんとうのことを正直に言わないと、「だいじょうぶよ」が出る。

「ほんと?」

話の信憑性を疑っているのではなく、これっぽっちも信じていないことを意味している。そこで説明を試みようとすると、「話してごらんなさい」と言われる。そして言い訳が積みかさなるほどに、「ほんと?」には皮肉っぽいニュアンスが強く込められ、「あら?」がときおり混じるようになる。

「どうもありがとう」

この言葉が出たら、女は傷ついていて、激しく怒っている。大きなため息が伴うこともあるが、このとき理由を問いただしてはならない。そんなことをしたら、二度とお近づきになれないかもしれない。

5　なぜ女は細かいところまで全部知りたがるのか?

ある晩、ジョンが家で新聞を読んでいたら、電話のベルが鳴った。応答したジョンは、ときおり相槌を打ちながら相手の話を聞いていたが、一〇分ほどして「ああ――じゃあ、また」と言って受話器を置いた。ジョンはふたたび新聞に目を落とす。

「誰だったの?」妻のデビーが聞いた。

「ロバートだよ。学校時代の友だちの」

「ロバートですって？　彼とはハイスクール以来じゃないの！　元気だった？」

「元気だよ」

「そう……それでどんな用事だったの？」

「大したことじゃないよ……元気でやってるってさ」ジョンは煩わしそうに答えて、なおも新聞を読もうとする。

「一〇年ぶりに声を聞いたのに、元気でやってるって……たったそれだけ？」

　そしてデビーは、弁護士さながらに夫への反対尋問を行ない、会話を逐一再現させて詳細をすべて聞きだした。ジョンにしてみれば、ロバートとの会話はもう終わったことだし、いまさら話す必要はない。でもデビーは、一から十まで全部知りたいのだ。

　ジョンに言わせれば、それはとても単純な話だった――ロバートが一五歳のとき、父親がバイセクシャルだと判明し、母親の弟と駆けおちした。母親はショックで神経衰弱に陥り、自殺未遂までした。ロバートはハイスクールを中退し、ホストクラブで働くようになった。麻薬に手を出した時期もあったが、モスクワ・サーカスで剣を飲みこむ曲芸師として活躍する。事故で睾丸を失った彼は、フランス軍の外人部隊に参加した。アフガニスタンで宣教師をしていたとき、キリスト教を布教した罪で逮捕されたが、タリバンの奴隷になるという条件で釈放された。その後下水のタンクに潜んで脱出を果たした彼は、ようやく生まれ故郷に戻ってきたところだった。いまの妻は、レズビアン相手の娼婦から修道女になった女性で、アフリカでハンセン病患者のコミュニティを作りたいと考えている。殺人の疑いが晴れて自由の身になったロバートは、妻とともにアフリカに行くつもりだ。夫婦はブラジル人の子どもを七人養子にしていて、家族全員がベジタリアンで、エホバの証人の信者でもある。ロバートはいまが最高に充実していて……元気だと言った。

つまりロバートは元気なのだ。ジョンは、ロバートから聞いた話をいちいち繰りかえす必要はないと考えている。それなのにデビーは、根ほり葉ほり聞きだそうとする。

この夫婦の会話は、男脳と女脳のちがいを浮きぼりにしている。男にとって、細部はたいして重要ではない。しかし女は言葉が絆作りの大切な手段なので、細かいことを話してくれないのは、私を愛していないからだと判断する。だが男に言わせると、女はしゃべりすぎるし、あれこれ質問しすぎだということになる。

細部を探す女脳

住みかを守るのが役目の女は、たとえ男が狩猟や戦闘から戻ってこなくても生きていけるように、いわば保険として女どうしの親密な集団を作っていた。集団の女たちと仲良くできるかどうかが、生死の鍵を握っていたのだ。そうなると当然、彼女たちやその家族への関心が高くなるし、最新の状況も詳しく知りたくなる。

社交的な集まりに出たあと、女と男でその夜のことを話してみるとおもしろい。女は出席者全員の近況や、この一年にやりたいことや目標、健康状態、人間関係まですべて把握している。旅行でどこに行ったとか、子どもがどんな成績をとったかまで知っているだろう。

これに対して男はどうだろう。ほかの誰かが最近買った新しい「遊び道具」や、ボブの赤いスポーツカーのこと、釣りのスポットといった話が中心で、テロリズムは断固粉砕すべきだと鼻息を荒くするが、いっぽうでサッカーのイングランド代表がドイツ代表に勝った話で大いに盛りあがる。しかしその場にいた人たちの個人的なことは何ひとつ知らない——知っていたとしたら、帰り道に女が全部話して聞かせたのだ。

女も好きこのんで他人の私生活をのぞいているのではない……はずだ。息の長い関係を保つために、相手の状態を細かいところまで把握して、何かあったら手助けしたい。女の脳はそういう配線になっているのだ。

女が誰かのことを根ほり葉ほり聞きたがるのは、人間関係を存続させるための本能なのだ。だから男が女に話すときは、やりすぎと思うくらい詳しく伝えるほうがいい。ただし、女の質問に何から何まで答える必要はない。女のほうも、あまり細かいことを男にたずねると、男は退屈で死んでしまうことを覚えておこう。

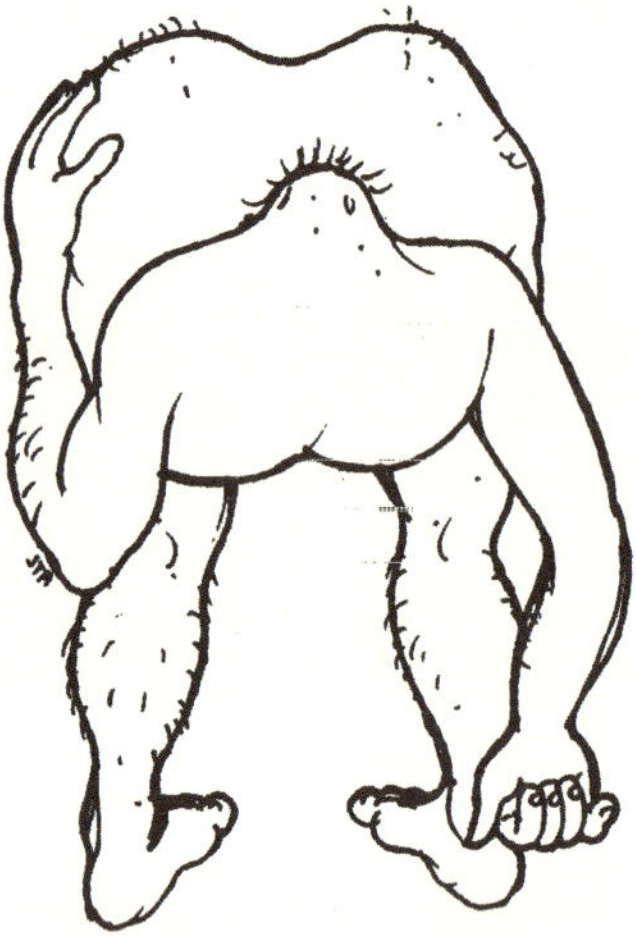

女のおしゃべりにうんざりした彼は、
頭ごと隠れてしまいました。

第8章　セックスアピール度テスト（女編）

◎男をその気にさせる作戦

セックスアピール度テスト

混雑したパーティ会場で、ひとりの男と視線がぶつかった。彼はあなたにどんな印象を持つだろうか？　男の目から見て、自分はどれくらい魅力的なのか――あるいは魅力的でないのか。それはアダムとイヴが最初に出会って以来、女が知りたがってきたことだ。そこで私たちは、女の身体が持つ曲線のぐあいや各部分の比率、色、サイズ、質感、それにボディランゲージが、男の脳に引きおこす反応を参考にして、セックスアピール度テストを作った。

ただしこのテストは、見た目の印象だけを評価するものだ。女の写真を見たとき、男はどんな風に品定めをしているのかということが、これで明らかになるだろう。テストの質問は、回答者が自分を偽れないように配列してあるので、ごまかしはきかない。

(1) 自分の体型は次のどれに当てはまる？

a 細くてまっすぐ。
b 筋肉質。
c 重心の低い洋ナシ型。

(2) はじめてのデートはどんな服装で決める？

a ロングスカートまたはパンツルックをエレガントに着こなす。
b 凝りすぎず、カジュアルな服装にして、歩きやすい靴をはく。
c ミニスカートにハイヒールで脚をばっちり出す。

(3) 持っている靴でいちばん多いのは？

a ハイヒールやストラップ付きピンヒール。
b 最新のデザインで、ヒールは中くらい。
c おしゃれなローヒールまたはフラットシューズ。

(4) 値段に関係なく服を一着買えるとしたら、どんなものを選ぶ？

a 気になる部分を隠してくれる、丈が長めでゆったりした服。
b 自慢の部分を強調してくれる、丈が短く、衿ぐりが深くてぴったりした服。
c テーラーメードの上品なパンツスーツ。

(5) ウエスト／ヒップの割合を計算する。たとえばウエスト70センチ、ヒップが95センチだったら、74%になる。あなたの割合は？

a 80%以上。
b 65〜79%。
c 65%未満。

(6) 最高にすてきな男性とおしゃべりしていたら、興奮のあまりひざが震えだした。あなたならどうする？

a 気がつかれないよう、さりげなく椅子に座ろうと言う。
b 脚を交叉させて彼のそばに立つ。
c 髪をもてあそんだり、唇をなめたり、腰をねじったりして彼の注意を惹こうとする。

(7) 自分のお尻を表現するとしたら、次のどれになる？

a 大きくてどっしりしている。
b 平べったい、または締まっている。
c 丸みがあって桃のような形。

(8) 自分のおなかに手を当てたら、どんな感触？

a 筋肉が盛りあがっている。
b 平べったくてすべすべしている。
c お肉がついてぶよぶよしている。

(9) 女友だちと夜出かけるときは、どんな服装を選ぶ？

a 体型を完全に隠してくれるゆったりした服。
b 寄せて上げるブラをつけて、谷間を作る。
c 身体のラインを強調したオーダーメードの服。

(10) 自分のメークの傾向は？

a 最新流行の色とスタイルを取りいれる。
b ナチュラルメーク。
c 自分の顔をキャンバスだと思って、いつでもベストの私を作りあげる。

(11) ピカソがあなたの肖像画を描くとしたら、どんな姿になる？

a 細くて鋭角的／男っぽい。
b どこもかしこも曲線だらけ。
c まん丸。

(12) 雑誌『ヴォーグ』のグラビアに載ることになったら、どんなポーズを決める？

a 髪を高くかきあげ、肩ごしに振りかえる。
b 背中をそらして腰を横に突きだし、両手を腰に当てて唇をとがらせる。
c 上半身を前に倒して、カメラに向かって投げキッスを贈る。

⒀ 首の形を表現するなら次のうちどれ？

a 長くて細い。
b 長さも太さも平均的。
c 短くて太く、がっしりしている。

⒁ 自分の顔を表現するとしたら、次のうちどれ？

a 気品がある／特徴がはっきりしている。
b ベビーフェイス／目が大きい。
c 派手さはないが温かみがある。

⒂ ロマンチックなディナーに出かけることになった。セクシーに見せたいあなたが選ぶ口紅は？

a 中間色／自然な色。
b 鮮やかな紅。
c 最新流行の色。

⒃ アカデミー賞授賞式に招待された。どんなイヤリングをつけていく？

a ダイヤモンドか真珠をひと粒あしらったピアス。
b きれいな宝石のついた中くらいの大きさのイヤリング。
c ダイヤモンドをたくさん使った、揺れるタイプのイヤリング。

⒄ 男性があなたの目を評するとしたら、どんな表現になる？

a 大きくて子どものような目。
b アーモンド形。
c 小さい／細い目。

⒅ 似顔絵を描かれるとしたら、鼻はどんな形になる？

a 大きめ。
b ボタンのように小さい鼻。
c ふつう。

⒆ 髪の長さは？

a 長い。
b ふつう。
c 短い。

⒇ 自分の外見をひと言で表すとしたら？

a カジュアル。
b セクシー。
c エレガント。

● 得点 ●

⑴	a = 5	b = 7	c = 3	⑾	a = 5	b = 7	c = 3
⑵	a = 5	b = 3	c = 7	⑿	a = 3	b = 5	c = 1
⑶	a = 5	b = 3	c = 1	⒀	a = 5	b = 3	c = 1
⑷	a = 1	b = 5	c = 3	⒁	a = 7	b = 9	c = 5
⑸	a = 5	b = 9	c = 7	⒂	a = 3	b = 5	c = 1
⑹	a = 1	b = 3	c = 5	⒃	a = 1	b = 3	c = 5
⑺	a = 3	b = 5	c = 7	⒄	a = 9	b = 7	c = 5
⑻	a = 5	b = 3	c = 7	⒅	a = 5	b = 9	c = 7
⑼	a = 1	b = 5	c = 3	⒆	a = 5	b = 3	c = 1
⑽	a = 3	b = 4	c = 1	⒇	a = 1	b = 5	c = 3

得点の合計が、あなたのセックスアピール度になる。

合計　　　　　　点

結果

100点以上――お色気たっぷりのセクシーウーマン

男はあなたを見たとたん、目が釘づけになる。道を歩くと、工事現場の男は仕事の手を止めて口笛を吹くだろう。セクシーさを知りつくしているあなたは、デート相手にも困ったことがない。男はあなたを見るやいなや、言いよってくる。自分を巧みに演出し、男をコントロールするためのボディランゲージもうまい。どうしてそんなに思いどおりにいくのか、その理由は次章で説明する。とりあえず、セクシーなあなたに乾杯。

66〜99点――ミス・エレガンス

女のほとんどはこの範囲におさまる。男があなたにひと目ぼれする可能性は大いにある。工事現場で働く男は、お昼どきに仕事の手を休めたとき、あなたの存在に気がつくだろう。78〜99点だったら、少し工夫するだけで男たちはころりと参る。66〜78点の場合は、もう少し努力が必要になるが、がんばれば驚くほど効果があるだろう。

65点以下――男とまちがえられる

工事現場の男は、下品なジョークを浴びせてくる。あなたは、人間は外見より中身だと考えている。それはある意味で正しいが、ひとつだけ問題がある。いくらあなたがウイットに富んだ魅力的な性格でも、相手とお近づきにならないかぎり、とりこにすることはできないのだ。

中身がいちばんという信念を捨てることなく、自分の見せかたをもっと良くすることはできる。スポーツクラブでむだな肉を落とせば、男から見て魅力が増すだけでなく、体調も良くなって人生が楽しくなるはずだ。身体のなかできれいな部分を強調するよう、着こなしを考えるのも一案だ。外見に惑わされるような、底の浅い男に用はない？　でもどんなに知的で繊細な男でも、とくに最初のうちは本能に左右されるものだ。知能指数が靴のサイズぐらいしかなくても、セクシーな特徴がたくさんある女のほうに、どうしても男は吸いよせられる。あなたは男のそんなところが嫌いかもしれない。でも事実は事実なのだから、あなたも外見をもっと磨いて、男の選択の幅を広げたらどうだろう？

結婚後

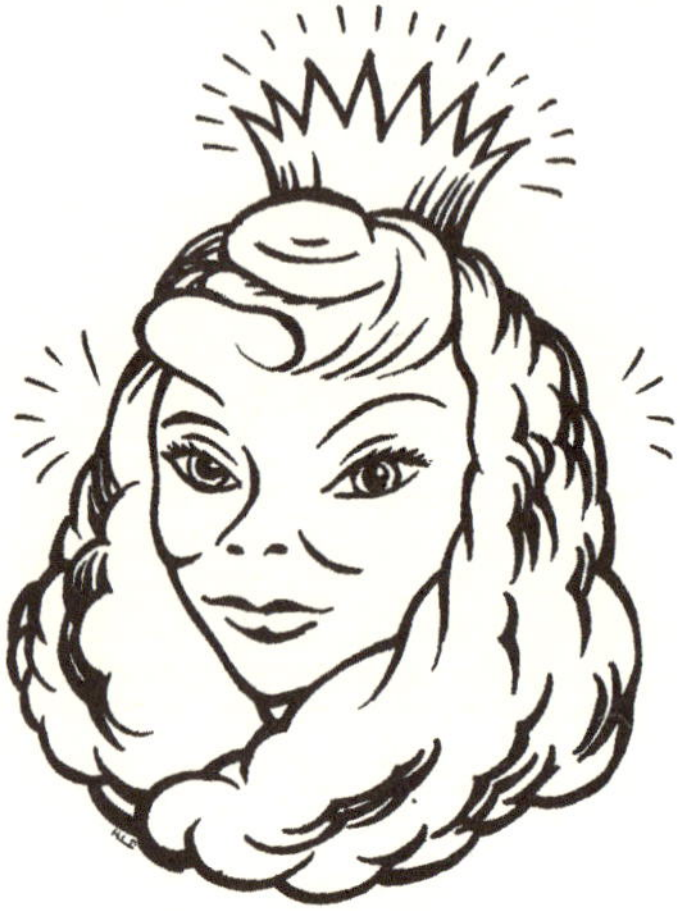

結婚前

男から見ると、どっちが魅力的？

第9章　男をとりこにするために

◎女の性的魅力

ケーススタディ——キムとダニエルの場合

キムとダニエルは、一年間の交際を経て結婚することに決めた。二人は深く愛しあっていて、おたがいを申し分のないパートナーだと思っている。ダニエルは、キムがいつも身なりに気をつかっているところに好感を持っていた。キムもまた、おしゃれしたときに彼が浮かべるうっとりした眼差しが快感だった。

しかし結婚して四年もすると、キムはすっかり変わってしまった。家にいるときでも、女友だちと出かけるときも、昔のようにおしゃれをしない。もう人妻なんだし、他人にいい格好を見せる必要はないと思っているようだ。

仕事を終えて家に帰ると、キムはたいてい色気のないピンクのガウンに着替える。化粧っ気もまったくないし、髪もぼさぼさのまま。仕事が忙しくて余裕がないのだろう。

そう思うダニエルだが、でも職場に行くときと家にいるときの落差があまりに大きいのは、気持ちの良いものではなかった。

やがてキムは、お化粧もむだ毛の手入れもまったくしなくなった。最近の服装を見ていると、ダニエルは自分の母親を思いだす。身なりに気をつかわないのは、夫をないがしろにしている証拠だ。ダニエルは心のなかで怒りをたぎらせた。

男は視覚の生きものだ。キムの外見にすっかり萎えたダニエルは、夜のほうもごぶさたになってしまった。ダニエルは結婚以来はじめて、ほかの女性に目が行くようになった。職場の女性たちはスーツ姿も決まっているし、きれいにお化粧もしている。そんな女性たちがダニエルに思わせぶりな態度をとると、彼の傷ついた自尊心もよみがえる。だが帰宅してキムを見ると、なおさら失望も大きくなるのだった。

ダニエルは何とかしようと決心し、いま思っていることをキムに伝えた。話を聞いたキムは怒りだした。彼がいまの自分を愛せないことが理解できず、ダニエルは浅薄な男だと思った。自分の本心をうまく説明できなかったダニエルは、話をしなければよかったと後悔した。

それから半年後、ダニエルはキムと別れ、職場で知りあったジェードと暮らしている。キムはというと、男はみんなろくでなしだと愚痴をこぼす女たちと付きあっている。

好むと好まざるとに関係なく、異性の関心をつなぎとめるには、外見がものを言う。人間の印象の九〇パーセントは、出会って四分以内に定着するし、身体的な魅力の評価にはものの一〇秒もかからない。そこでこの章では、いったいどんな要素が異性を魅了し、相手を惹きつけるのか詳しく分析する。

もちろん、誰もがキャメロン・ディアスやブラッド・ピットみたいにならないと、異性が寄ってこないというわけではない。でも異性が惹かれるプロセスを理解し、その簡単な仕組みを応用するだけで、いまよりずっと魅力的な人間になれる。男女それぞれが持つ生物学的な特徴は、無意識レベルで相手に働きかけるだけに、反応も自動的に起こる。私たちの脳には、はるか遠い祖先が生きる必要に迫られて作りあげたパターンがまだしっかり残っている。それが性的魅力の感じかたに直接作用して、ときに困った反応を引きおこすのだ。

外見の美醜と、性格や知性とでは、どちらが重要なのだろう？　この章ではその両方を取りあげる。客観的な事実をありのまま語るために、ロマンチックな恋愛観や、表向きの男女平等論にはそぐわない記述も出てくるが、そのあたりはご勘弁を。

美しさの理論

花が美しいのには理由がある。鮮やかな色彩の花は、動物や虫たちに自らの存在を示している。栄養源がここにあり、いまが食べごろだと伝えているのである。

人間も花を見て美しいと感じる。花や植物から自分たちの生存にかかわる情報を取りいれるために、人類はそういう反応を進化させてきた。果実がまだ未熟か、それとも食べられるか、酸っぱくないか、毒がないかといったことを、食べる前に判断しなければならないからだ。果物や花だけでなく、人間の美しさに対しても同じプロセスが働いている。

どんな人も、異性が魅力的に感じるシグナルを発している。はっきりわかるものもあれば、ほとんど意識できないものもあるが、いずれにせよシグナルには暗号化されたメッセージが入っていて、異性はそれを解読し、目的にふさわしい相手かどうか判断する。男にとっては、次世代に自分の遺伝子をうまく伝えられるかどうかが、生物学的なレベルで女に魅力を感じる決め手になる。また女にとって生物学的に魅力的な男は、子どもを妊娠して育てるあいだ、食べ物と安全を確保できることが条件になる。だから女は、年上の男に惹かれることが多い。

男も女も、生物学的なレベルで相手のシグナルに反応するよう脳がしっかり配線されている。だから美しいことと、性的魅力があることは、基本的に同じなのだ。外見が優れていれば、健康で病気に縁がなく、生殖にふさわしいと脳は解釈する。だから、あの人は美しいとか、魅力があると評するのは、裏を返せばセックスしたいと言っているのと同じことだ。

科学が教えてくれること

私たちは美男美女を見ると、誠実、頭がいい、親切、才能があるといった良い特徴を連想するものらしい。トロント大学のエフランとパターソンという二人の研究者が、一九七六年に行なわれたカナダの総選挙結果を分析したところ、顔の良い候補者の得票数は、そうでない候補者の二・五倍だったという。しかし投票後の調査では、有権者の七三パーセントが、候補者の顔は投票に影響していないと強く主張した。有権者が投票するときは、無意識の判断も関係しているようだ。

顔の良い人間は、良い仕事にありつき、高い給料をもらい、信用される。おまけにルール破りも見逃してもらえることが多い。それを実証したのがビル・クリントンだ。

女の身体——男は何にそそられるか

一九世紀のヨーロッパでは、女は抜けるように白い肌、うっすらと桜色の頬で、弱々しく華奢な印象を与えるのが美人とされた。現代では若さと健康が二大条件だ。

マサチューセッツ総合病院の研究者が、ゲイではない男性に「美女」の写真を見せて脳の活動を調べた。すると、コカインやお金を与えられたときと同じ領域が活発になることがわかった。

男と女は、それぞれ相手の身体のどこに魅力を感じるのだろう？　それを科学的に調べた過去六〇年間の研究結果は、結局のところ六〇〇〇年前から画家や詩人、作家が表現してきたこととまったく同じであることがわかった——男女平等を重んじる二一世紀にあっても、女の魅力は知性や財産ではなく、やはり顔と身体なのである。二一世紀の男も、はるか昔の男も、とりあえず女に求める資質は変わっていない。ただし人生をともに歩むパートナーとなると、男の基準は変わってくる。

妻には貞操が、妾には美しさが求められる。

中国のことわざ

男が女のおつむより見た目を重視するのは、
おつむで考えるより目で見るほうが得意だからよ。

ジャーメイン・グリア（フェミニスト）

まずはお見合い写真を見るように、相手の顔や体型といった身体的な特徴だけを分析することにしよう。魅力の大きさを決める要因は、話しかたとか人柄などほかにもたくさんあるが、そうした身体以外の特徴についてはあとで説明する。

男がそそられる身体的特徴（魅力の大きい順）

1 引きしまった身体つき
2 官能的な唇
3 豊かな乳房
4 長い脚
5 くびれたウエスト
6 丸みのある尻
7 魅力的な目
8 長い髪
9 小さい鼻
10 平べったい腹

11　弓なりの背中
12　ふっくらした恥丘
13　長い首

引きしまった身体つき

　男がそそられる特徴の筆頭にあがるのは、引きしまった身体つきだ。贅肉のない身体は健康な証拠であり、子どもを産む能力があるだけでなく、危険が迫ったときに子どもを守ることもできる。やせぎすの女が好まれないのは、脂肪が少なすぎると母乳の出が悪いからだ。世界を代表するセックスシンボル、マリリン・モンローの服のサイズがＸＬで、意外と大根足だったことはほとんど知られていない。男の目から見ると、栄養

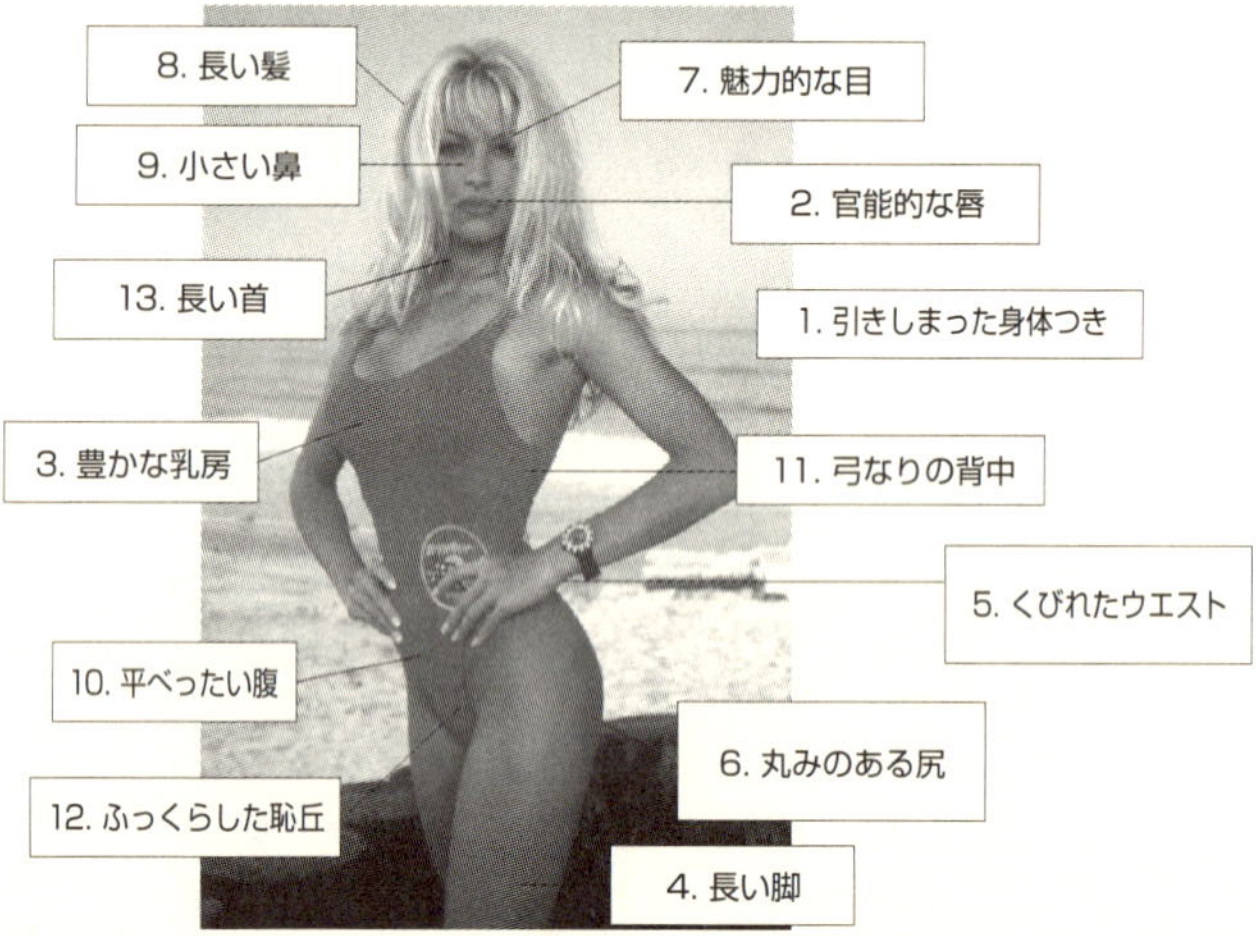

失調かと思うような女はぜったいセックスシンボルになれないのだ。

豊かな乳房

性的にも生殖的にも最盛期にある、つまり一〇代後半から二〇代前半の女の乳房が、男はことのほかお気にいりだ。男性雑誌のグラビアやさまざまな広告には、そういう年代の乳房が登場する。

乳房のほとんどを占める脂肪組織は、丸みを帯びた形を作りだしているものの、母乳分泌には貢献していない。子どもを産んでいない女にくらべて、経産婦の乳首は色が濃くなる。またサルのメスは、乳房がほとんどない。霊長類の乳房は妊娠しているかどうかで大きさがはっきり変わるが、人間の女はつねにふくらんでいて、妊娠したときも多少大きくなる程度だ。授乳という限られた時期を除くと、乳房の役目はただひとつ、性的魅力を発信することだけである。人類の先祖がまだ四つんばいで歩いていたころは、後背位で交尾していたので、肉づきのよい丸い尻がオスを惹きつける要因になっていた。その後直立歩行に移ってからは、正面から近づいてくるオスを惹きつけるために、乳房が大きくなったのである。

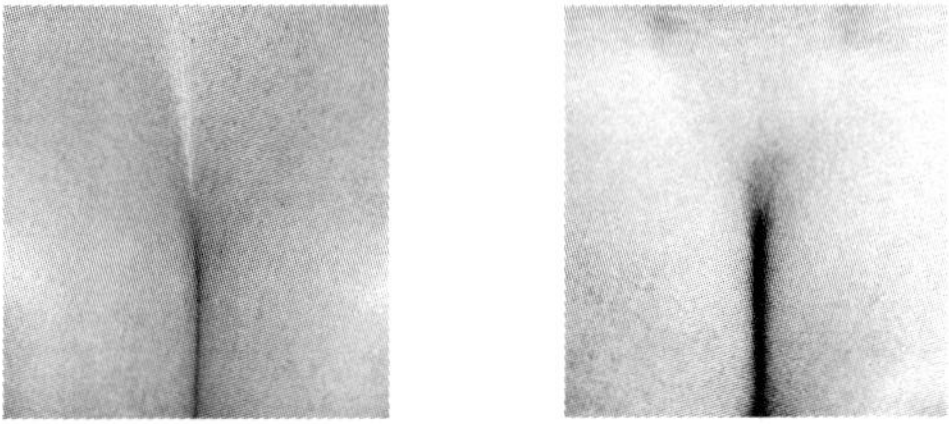

胸の谷間とお尻の割れ目の区別がつきますか？

どっちがどっち？

寄せて上げるブラジャーをつけ、衿ぐりの大きく開いた服で胸の谷間を強調するのは、お尻の割れ目の再現だ。胸の谷間とお尻をアップで撮った写真を見て、ちゃんと区別できる男はほとんどいない。

動物学者のデズモンド・モリスによると、乳房を三つ以上持つ女性は二〇〇人にひとりの割合で存在するという。これは他の哺乳動物と同様、一度にたくさん子どもを産んでいたころの名残りである。実はミロのビーナスにも、右乳房の上、腋の下に近いあたりに第三の乳首がある。

どうして男は女と視線を合わせることが苦手なの？おっぱいに目がないから。

乳首を取りかこむ乳輪には、性的活動のときにある種の匂いを出す腺があり、その匂いが男の脳を刺激する。男が女の胸に顔をうずめたがるのも、ひとつにはそのためだろう。
研究によると、男が好む乳房の大きさや形に決まった特徴はないという。小ぶりのレモンだろうと大きなメロンだろうと、男はとにかく乳房に興味津々で、谷間が大好きなのだ。

長い脚

腋の下からすぐ伸びているかと思うような長い脚は、男に強烈な印象を与える。長い脚が男に好まれる理由は単純で、すらりと長い脚がむきだしになっていると、それだけ右脚と左脚が出会う部分に視線が集まるからだ。もし女性性器が腋の下にあったら、男は脚に目もくれず、二の腕の筋肉にひたすら注目するはずだ。しかし女の脚をほめる男はいても、腕を賛美する男はいたためしがない。赤ん坊は胴の長さにくらべて脚が短く、子どものあいだはその比率に変化がない。しかし女の子は思春期になると、女への成長過程として脚が伸びはじめる。すんなり伸びた脚は、身体が成熟して子どもが産めるようになりつつあるという無言の合図なのだ。

女にとってストッキングは、伝線していないか気になるもの。

男にとってストッキングは、天国への入り口。

ミス・ユニバースやミス・ワールドの出場者は平均的な女性より脚が長い。バービー人形も不自然なほど長い脚をしているし、ストッキングメーカーも売りあげを伸ばすために、脚長のマネキンに商品をはかせる。一〇代の娘を持つ母親は、娘のスカートが短すぎるとよく嘆く。ただそれは、この年代の女の子が胴にくらべて脚が長いことも関係しているだろう。その後は胴も伸びるので、身体が成長を終える二〇歳ごろになると、思春期よりも脚は一〇パーセントほど短く見える。

長い脚が何を意味するか、ほとんどの女は無意識のうちに知っているし、それが異性に及ぼす効果も一〇代のころに学ぶ。だから女はできるだけ脚を長く見せるために、寒い季節でもミニスカートに

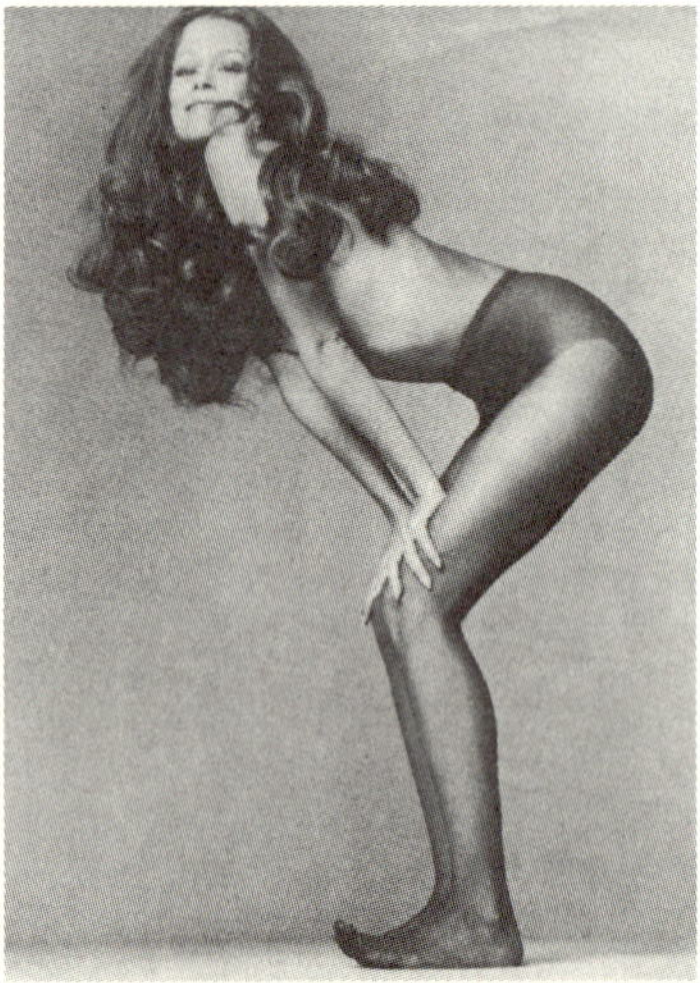

ハイヒールをはく。冷え性になっても、背骨がゆがんでも気にしない。男がハイヒールを偏愛するのは、女が子どもを産むのに最適な、一〇代後半のイメージがよみがえるからだ。ハイヒールをはけば、脚が長く見えるだけでなく、背筋も弓なりにそってお尻がうしろに出る。すると骨盤が前に突きでる形になって、足も小さく見える。ハイヒールやストラップ付きピンヒールが、セックスのアブナい小道具として使われるのもそのためだ。

多くの男は、細くて筋肉隆々の脚よりも、丸みのある太い脚を好む。それは脂肪がついていることで女らしさが際だつし、母乳が豊富であることを物語るからだ。引きしまった脚は男の好みではあるが、オリンピックに出られそうなくらい筋肉がつくと、もう男はその気がなくなってしまう。

研究によると、女が着るスカートの丈と靴のヒールの高さは、月経周期に関係しているという。排卵期になると、女は無意識に脚を露出し、長く見せようとしているのだ。そうなると年頃の娘を持つ親は、前の月経が終わって一四～一八日目の五日間、娘を外出禁止にしたほうがよさそうだ。

くびれたウエスト

女は何世紀ものあいだ、砂時計のようなくびれ体型を作るために、きついコルセットに身体を押しこんできた。そのせいで呼吸もままならず、臓器にも負担がかかり、肋骨が変形することさえあった。女らしい身体つきを追求するあまり、肋骨を切除した例もある。一九世紀の女たちは、腰まわりを強調するためにバスルという腰当てを使っていた。しっかりした腰は、丈夫な子どもを産める目印だったのだ。そのうえコルセットで胴を締めれば、腰まわりとの落差がいっそう大きくなる。またおなかを平たく見せることは、自分は妊娠していない、つまりいつでも求めに応じられるという合図でもあった。一九世紀の女性は、年齢×インチが理想のウエストサイズとされていた。

シェイプアップすることに決めたわ。
といっても、私がめざすのはまん丸いシェイプなんだけど。
ローズアン（コメディアン）

健康で、子どもを産むのに適した女は、ウエストとヒップの比率が七〇パーセント、つまりヒップサイズ×〇・七＝ウエストサイズである。これは歴史を通じて、男が魅力を感じる絶対的な数字だ。八〇パーセントを超えると男の関心は薄れはじめる。一〇〇パーセントを上回るようだと、子宮や卵巣のまわりに脂肪がついていて、妊娠しづらくなっているので、男はまったく興味を示さない。もともと人間の身体は、重要な器官に

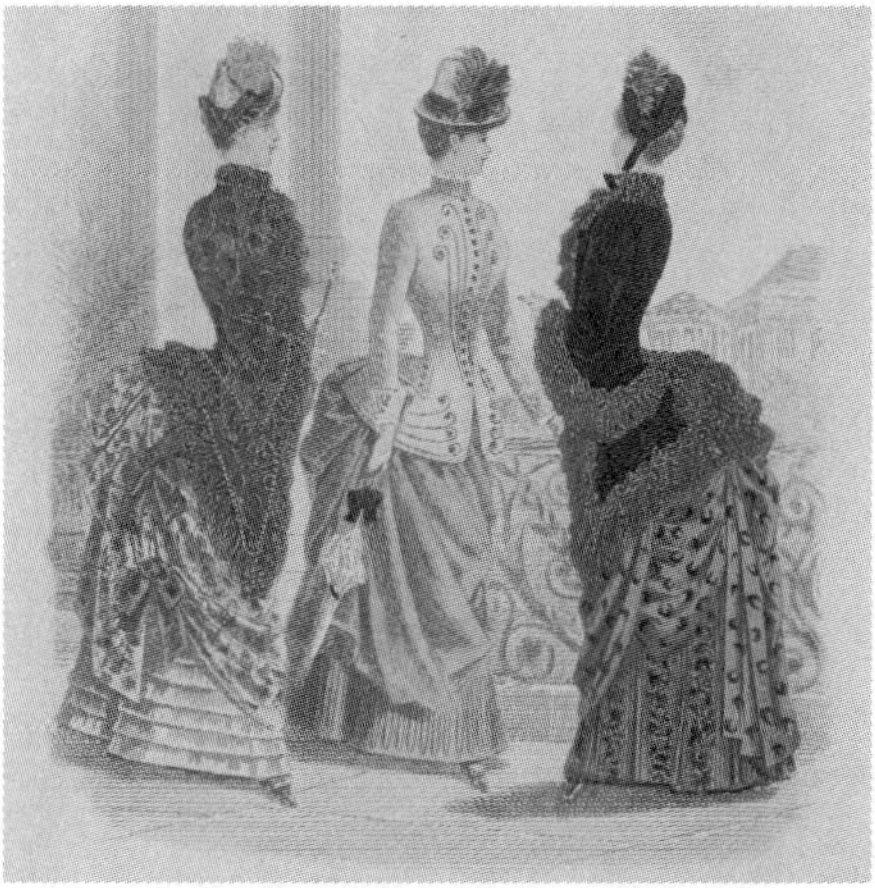

盛装で外出する女たち（1890年）

は脂肪がつかないようになっている。心臓や脳、睾丸のまわりに脂肪はない。ところが子宮を摘出した女は、男のように腹まわりに脂肪がつきやすくなる。

テキサス大学で進化心理学を研究するデベンドラ・シン教授は、ミス・アメリカの出場者と、雑誌『プレイボーイ』の見開きグラビアページに登場するモデルの身体的魅力を五〇年にわたって研究している。それによると、理想的なセックスシンボルの平均体重は、半世紀前にくらべて六キロ近く減ったのに、ウエストとヒップの比率はほとんど変化していない。教授によると、男がセックスアピールを最も感じるのは、ウエストサイズがヒップの六七～八〇パーセントの範囲だという。

ひとりの美女がストレッチャーで手術室に運ばれてきた。美女は裸にシーツを一枚かけられているだけで、身体の曲線が手に取るようにわかる。看護婦が部屋を出たあと、白衣姿の若い男が入ってきてシーツをめくり、彼女の完璧な肢体をまじまじと観察した。男は、やはり白衣をまとった別の男も呼んできた。二番目の男もシーツを上げて、全裸の彼女を眺めた。三番目の男が同じことをやろうとしたとき、美女はしびれを切らして言った。「ほかの先生方の意見を聞いて、慎重に判断なさるのはけっこうですけど、いつになったら手術が始まるんですか?」すると最初の男が首を振って答えた。「知らないね。でもこの部屋のペンキ塗りはもうすぐ終わるよ」

シン教授は、体重が平均より重い女性、軽い女性、平均的な女性の写真を用意して、それを男性に見せ、魅力度を答えてもらった。すると最も魅力があったのは、体重が平均的で、ウエストサイズがヒップの七〇

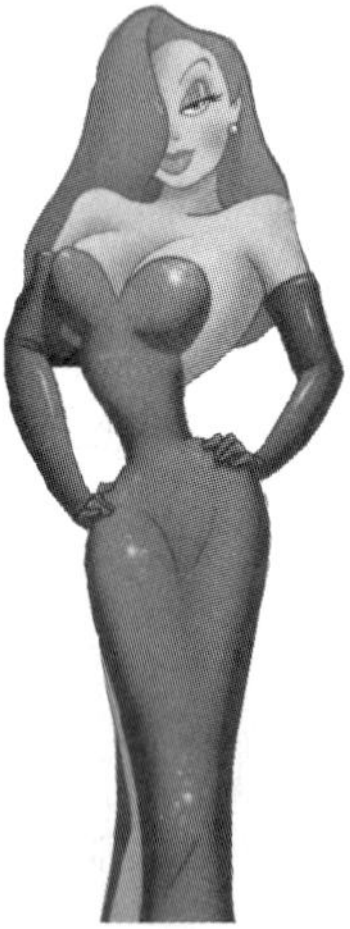

パーセントの女性だった。体重が重すぎる、あるいは軽すぎる女性のなかでは、ウエストが細いほうが人気だった。しかしとくに興味深いのは、明らかに太りすぎでも、ウエストがヒップの七〇パーセントという割合であれば、男性たちは強い魅力を感じたことだ。一九世紀に活躍した画家ルノワールの作品には、肉づきが豊かで、現代ならダイエット教室に直行しそうな女性たちが描かれている。しかしよく見ると、彼女たちのウエストは、だいたいヒップの七〇パーセントなのである。

丸みのある尻

男は丸い桃のような尻を好む。女

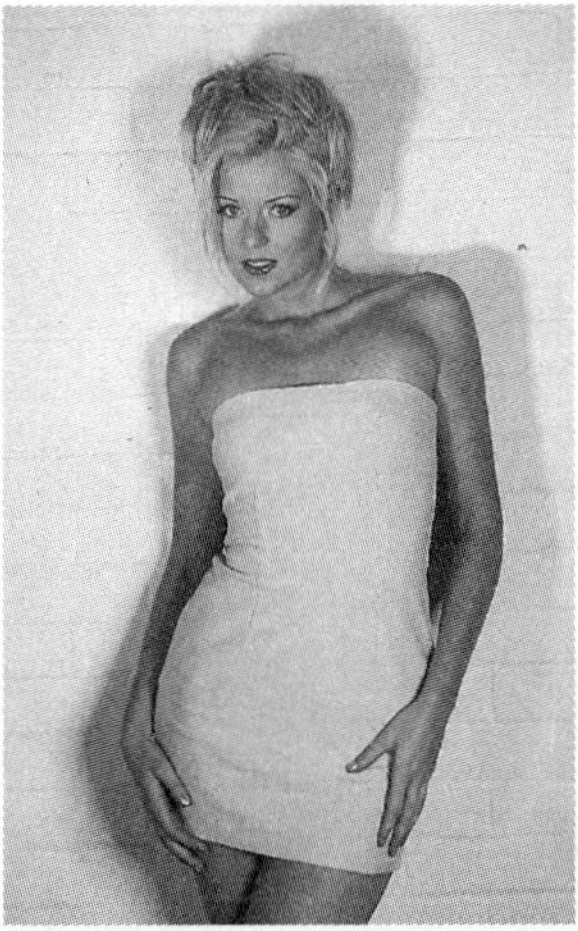

きついコルセットと腰当ては、いまでも一部の国で使われている。だが腰を左右どちらかに突きだすポーズをとるだけで、ウエストとヒップの比率は強調され、男の注目を集めることは可能だ

の尻には多くの脂肪がついているが、それはラクダのこぶと同じで食料が乏しくなったときの蓄えであり、母乳を作るときにも使われる。石器時代の壁画や彫像には、尻が異常に大きくふくらんだ、いわゆる脂肪臀の女性が描かれている。古代ギリシャでも大きな尻は性的魅力だったらしく、「美しい腰を持つ女神」アフロディーテのために神殿が建立されたほどだ。

一九世紀に入ると、女は全身を衣服できっちりおおわなくてはならなくなった。

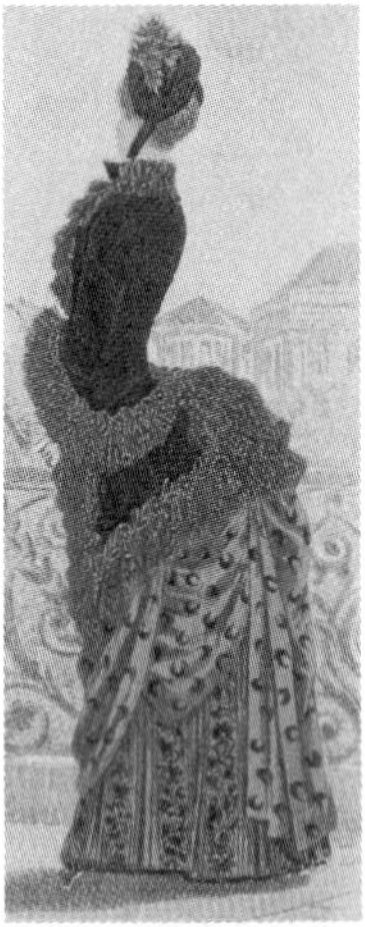

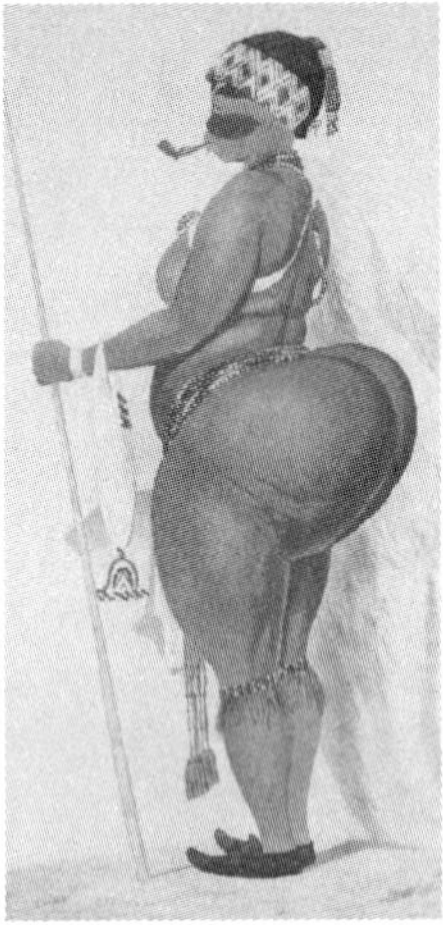

腰当てつきドレスを着た19世紀の女性と、ほんもののお尻が大きく突きでたアフリカの女性。大きなお尻が魅力だったと言われても、現代の女たちは信じられないだろう

そこで男の注意を惹きたい若い女は、スカートの下に腰当てを入れて、豊かな腰を再現した。さらに二〇世紀になると、過剰な脂肪は放縦な生活や不健康と結びついて、おしゃれではなくなってきた。締まったお尻を強調するデザイナーズブランドのジーンズが人気を集めたこともあって、女たちはお尻のサイズを落としたがるようになり、脂肪吸引までやりはじめた。さらにハイヒールをはくと背中が反りかえり、腰がうしろに突きでて左右に揺れるので、いやでも男の目を惹く。マリリン・モンローは靴の左足のヒールだけ二センチ短くして、腰の振りを大きくしたという逸話も残っている。

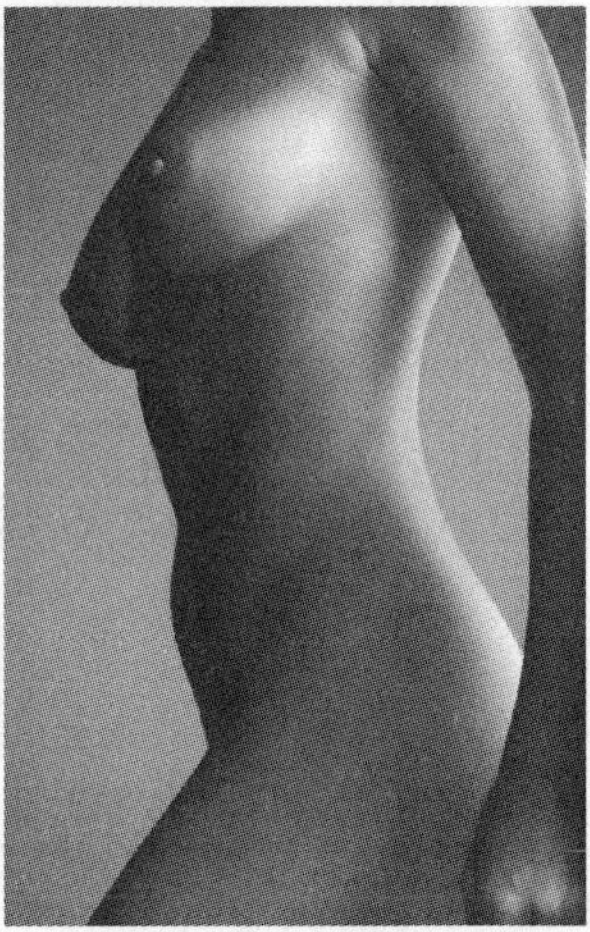

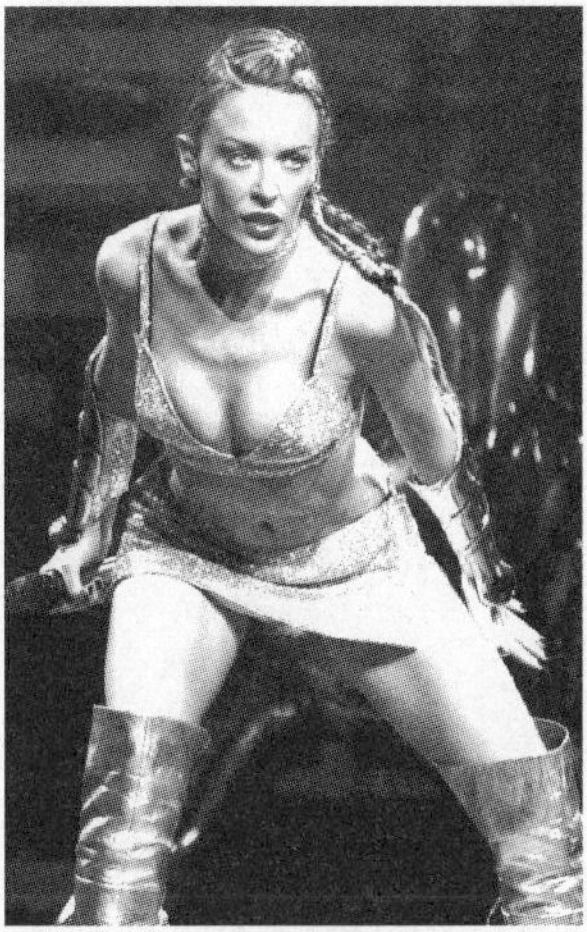

平べったい腹

もともと女は男より腹部はふくよかだ。それだけに平たくてなめらかな腹は、いま妊娠しておらず、男を受けいれられるというメッセージを発信している。だから各地のスポーツクラブやヨガ教室は、板のようなおなかをめざして鍛錬に励む女たちで賑わっている。

最近はエクササイズとしてベリーダンスが人気を集めている。だがその起源を知っている人はほとんどいない。ベリーダンスはもともと、ハーレムの女たちが主人のために踊るものだった。踊り手は主人のうえにまたがり、腰を回したり上下に動かしたりして、主人を性的絶頂に導いていた

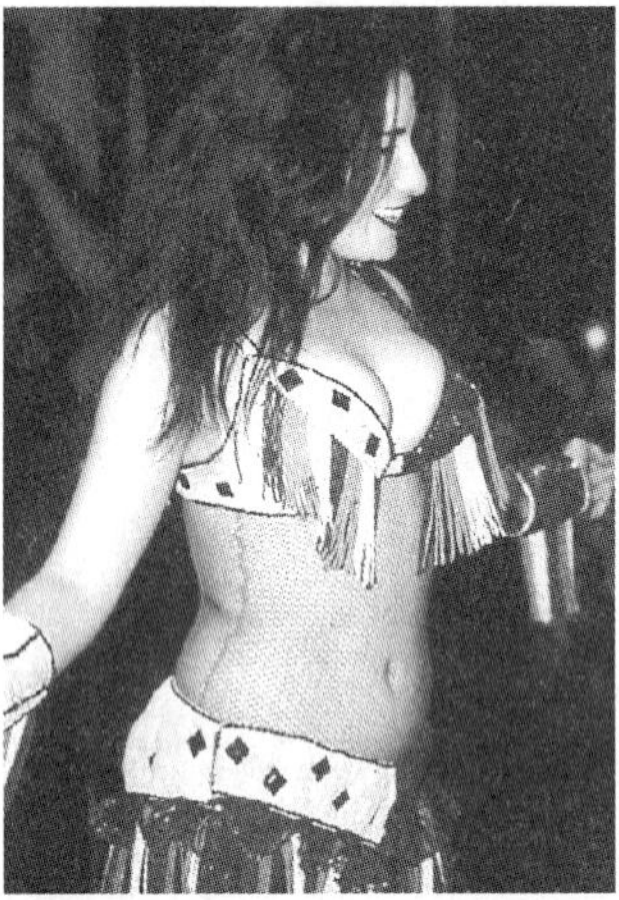

ベリーダンスの教室は人気が高いが、その背後にあるエロチックな歴史はあまり知られていない

のだ。腰を揺らすハワイやタヒチの踊りも、いまでこそ「伝統的な民族舞踊」という名目になっているが、起源は同じである。

弓なりの背中とふっくらした恥丘

基本的になだらかな曲線は女らしさと多産を、直線的で角ばった線は男らしさを象徴している。だから男は、豊かな曲線を持つ女が大好きだ。女の背中は、上のほうは男より細いものの、下に行くにつれて幅広くなる。また腰のあたりの背骨の湾曲も男より大きい。背中が弓なりになっていると、それだけ胸は前に、尻はうしろに突きだして見える。女性にセクシーなポーズを取らせると、背中を思いきりそらして、両手または片手を腰に当てて視線をそこに集めようとするはずだ。

長い首

男の首は、戦いや狩りのときに折れないよう、短く太く、頑丈にできている。そのため細くて長く、先細りの形をした女の首

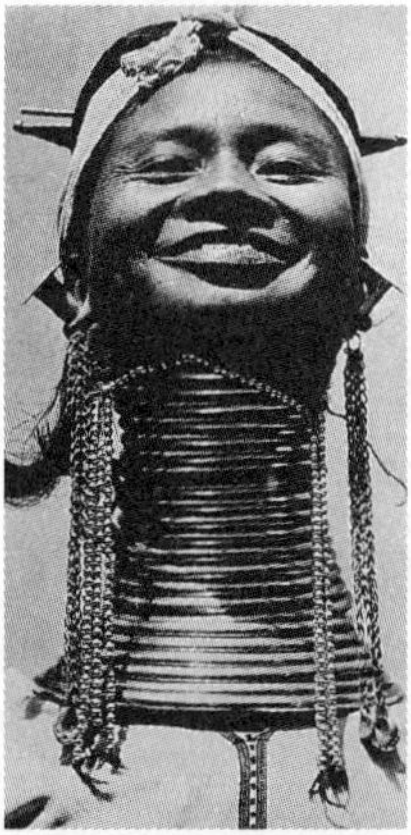

ミャンマーにいるカレン族の女性。自分を美しく見せる方法を知っている

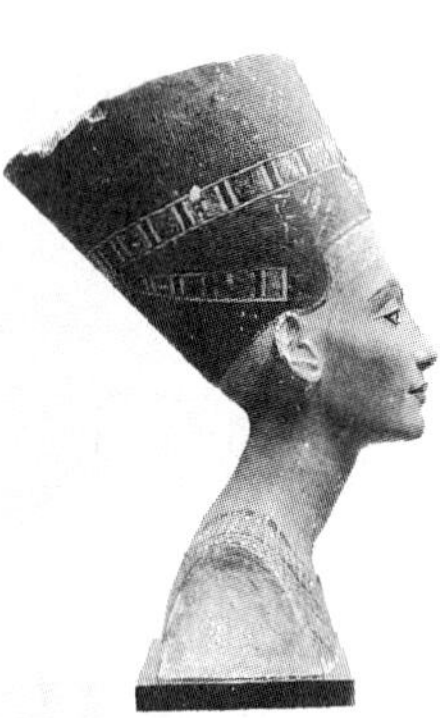

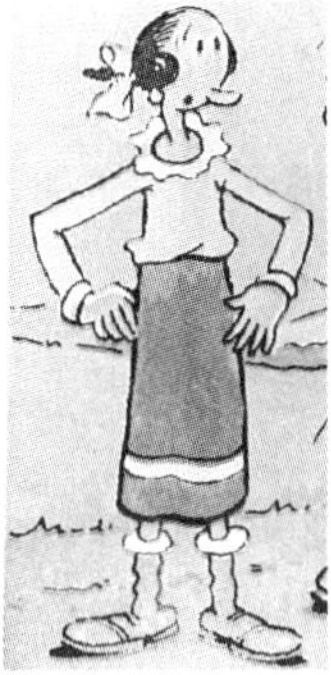

エジプトの王妃ネフェルティティとオリーブオイルはどちらも長い首の持ち主だ。現代でも、ファッションモデルの首は平均的な女性より長い

は、女らしさを強く感じさせる部分である。男は女の首筋にキスをしたり、首を宝石で飾ったりするのが好きだし、マンガにも極端に長い首の美女が描かれる。男女がいちゃいちゃすることを「ネッキング」というのも、もっぱらこの部分が愛撫の対象になるからだ。

アフリカ南部や東部に暮らすヌデベレ族やズールー族、コーサ族、マサイ族は、少女が成長とともに銀の輪をいくつも首にはめていき、首をどんどん伸ばしていく。彼らの文化では、首が長いほど美人なのだ。輪の重みで頭は下がり、鎖骨が変形して、首は胴に対して四五度ぐらいに曲がる。もし輪をはずしたら、長く伸びすぎた首は頭の重さを支えきれず、折れてしまうのである。

顔が注目されるメカニズム

魅力的な顔に心が惹かれるのは、文化的な背景ではなく、私たちの心理に根ざしているようだ。女の顔に関しては、小さくて繊細なあご、高い頬骨、豊かな唇、大きい目といった特徴が好まれる。全体の印象としては、大きな笑顔と、頼りなさそうな雰囲気が重要らしい。洋の東西を問わず、健康な生殖活動ができそうな顔は好感が持たれる。女の場合、「美しい」とされる顔は、ひと言で言うと子どもっぽい顔ということになる。

いちばん魅力があるのはベビーフェイスの女。

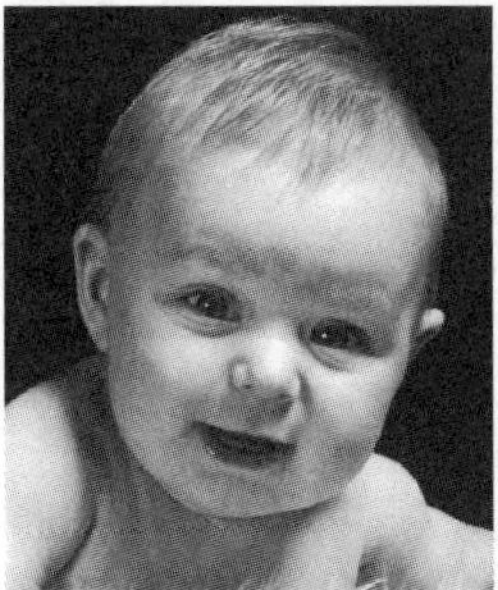

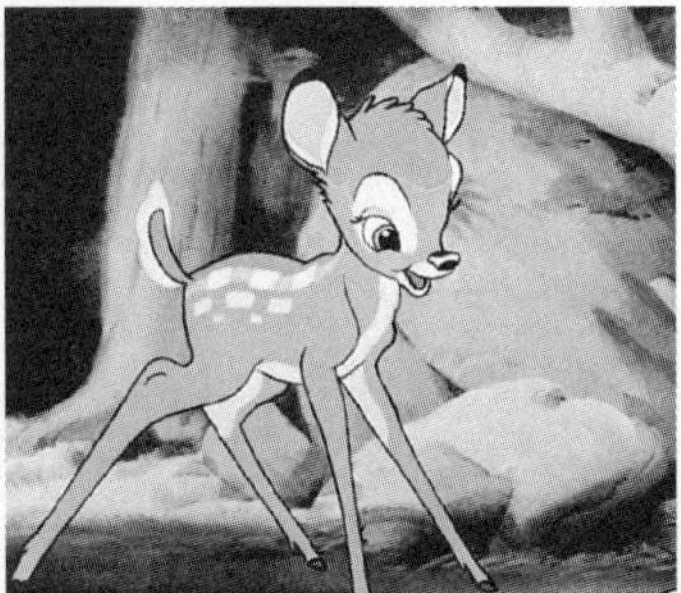

高価なぬいぐるみを消費者、とくに女性に売りこむときは、赤ん坊の顔が持つ特徴が巧みに利用されている

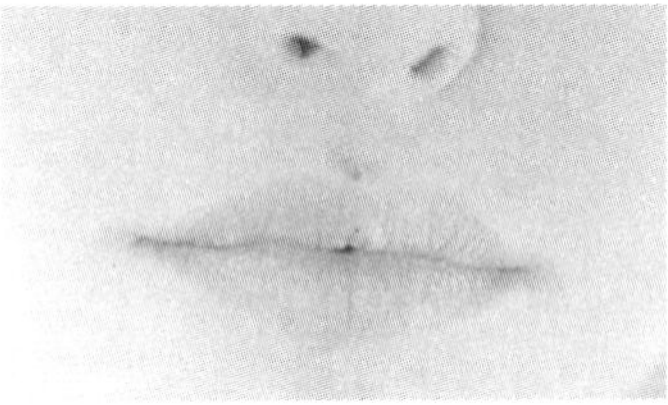

子どものような顔つきは、男の脳に父親としての反応を引きおこし、抱きしめたい、守ってやりたいという欲求をかきたてる。女が衝動的に動物のぬいぐるみを買うのも、同じ反応によるものだ。

男がいちばんそそるのは、一二歳から一四歳までの少女の顔だという研究結果がある。思春期に入って性的に成熟しつつあるいっぽう、幼くて頼りない雰囲気が残っているからだろう。女が年をとることを不安に思い、整形手術や若返り手術まですするのは、男のそんな好みが原因だ。

官能的な唇

霊長類のなかで唇が外側に突きだしているのは人間だけだ。女の唇は大きさや厚みが女性器にそっくりで、また性的に高まったときに充血する点も同じなので、動物学者は唇を女性器のコピーと考える。女の唇を見た男が性的なシグナルを受けとるのは、人類が直立歩行をするようになってから進化した反応だ。

唇の性器らしさを決定づけるために考案されたのが口紅で、古くは六〇〇〇年前のエジプト人も使っていた。口紅の色は、赤一種類のみだ。真っ赤な口紅は、女が活用できる強力な武器のひとつであり、相手の男に関心があり、興奮していることを伝える性的シグナルになる。

女の顔はキャンバスだ。
毎日女は、少しだけ若い自画像をそこに描いている。
パブロ・ピカソ

女が性的に興奮すると、頬の毛細血管に血液が流れこんでほんのり赤く染まる。その効果を人工的に作りだしてセクシーさを強調するのが頬紅である。また顔全体にフ

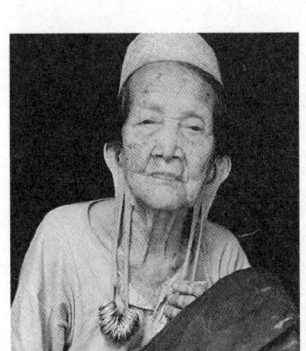

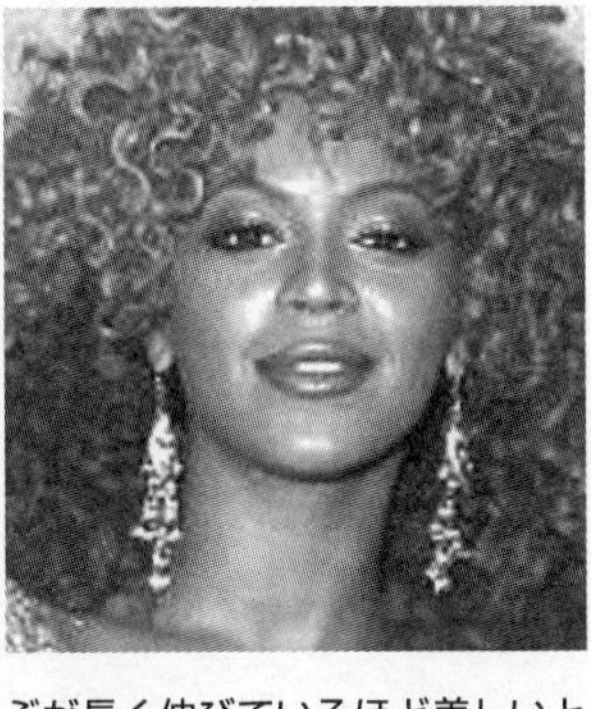

ボルネオ島のケラビット族は、耳たぶが長く伸びているほど美しいと考える。長いイヤリングもそれと同じ効果をもたらす

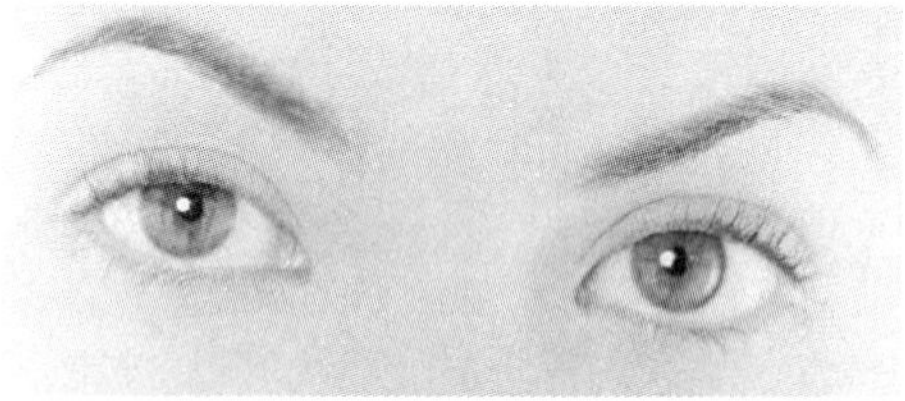

ァンデーションを塗ることで、肌をなめらかに見せ、染みや傷を隠すのも、若々しく健康で、優良な遺伝子を持っているというシグナルなのだ。

昔から女の耳たぶの長さは、官能の度合いを知る物差しだった。ボルネオのケラビット族やクニャ族の女は、いまでも驚くほど長い耳たぶをしているし、長い形のイヤリングはその代用になっている。私たちがコンピュータ画像を使って行なった実験でも、長いイヤリングをしている女ほど、男は官能的だと感じることがわかった。

だから女は化粧もイヤリングもするべきではない、とフェミニストは主張するだろう。しかし、化粧やアクセサリーから男が受ける印象を理解して、ロマンチックな出会いにそれを活用することも大切だ。反対にビジネスの場に臨むときは、メークは薄くして口紅も控えめにしておかないと、相手が男だと妙な誤解をされるし、女だったら競争意識を持たれてしまう。

魅力的な目

たいていの国では、大きな目が魅力的ということになっている。メークアップも、目をできるだけ大きく見せて、幼児の顔を再現することをめざす。顔の下半分にくらべて目が大きいと、男は守ってやらなければという感覚を呼びおこされる。また女が男に魅力を覚えたら、自然と瞳孔が開く。そこにマスカラやアイシャドウ、アイライナーの効果が加わって、相手に興味を抱いているような眼差しが生まれる。コンタクトレンズを入れると、瞳孔が開いて、うるんでいるように見える。私たちが行なった写真実験でも、コンタクトレンズを入れた女は、男にとって「なぜかわからないが魅力的」に映るという結果が出ている。また瞳の色は明るいほうが好まれるが、白人男性は子どもっぽいブルーの瞳が大好きだ。

小さい鼻

小さい鼻もまた子ども時代の名残りであり、守ってやりたいという父親のような感情をかきたてる。マンガのキャラクターも、ばかでかい目に小さなボタンのような鼻で読者の心をつかむ。

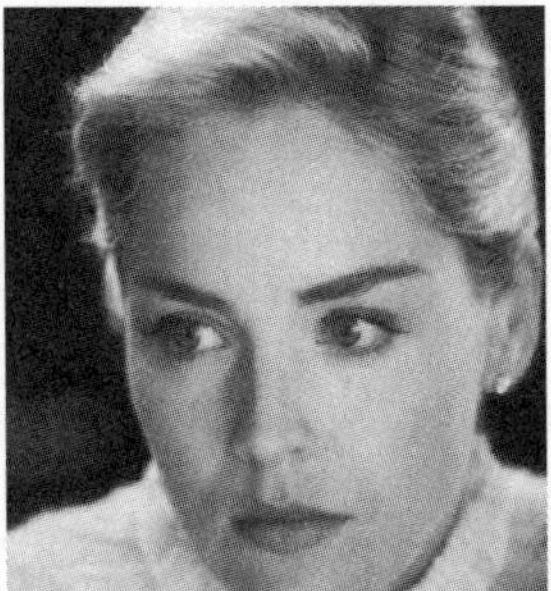

バンビもバービーもミニーマウスも、
みんな鼻がちっちゃい。

でかい鼻のファッションモデルはひとりもいない。鼻の整形では、顔面に対して三五〜四〇度の角度にすることが多いが、それも子どもっぽい印象を作るためだ。

長い髪

人間の髪は、そのまま伸ばしつづけると一一〇センチぐらいになる。一本の髪の寿命は六年で、一日に八〇〜一〇〇本が抜けていることになる。人間の髪は、ほかの動物の毛とちがっていっせいに抜けかわったりしない。髪の本数は色によって異なり、ブロンドが一四万本、ブルネットが一一万本、

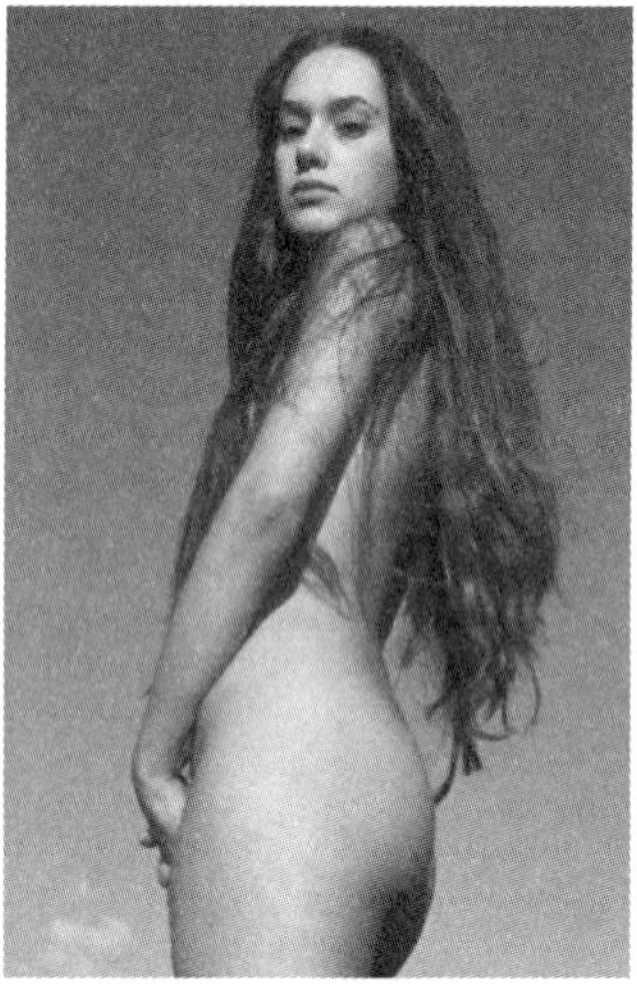

赤毛が九万本である。ブロンドはほかにも強みがあって、ブロンドの女はブルネットより女性ホルモンの分泌量が多い。だから男はブロンドの持ち主を見ると、たくさん子どもを産めると解釈するのだ――それがブロンドが好かれるほんとうの理由である。また女は子どもを産むと髪が黒っぽくなるので、ブロンドは若さの証明でもある。頭髪がほんもののブロンドであれば、陰毛もちゃんとブロンドのはずだ。

男と女の髪に成分的なちがいはないが、長い髪は女らしさの代名詞である。イギリス人男性五二一四名を対象に、髪の長い女と短い女はどちらが性的魅力があるかと質問した。すると七四パーセントは長い髪と答えた。短い髪が良いと答えた男性は一二パーセントで、残りはとくに好みはないという回答だった。

はるか昔、艶やかな長い髪は、病歴がなく、栄養のゆきとどいた健康な身体を象徴していた。そういう髪は、子どもを産むのに適しているというシグナルだったのだ。長い髪は官能的な魅力を、短い髪は人生に対する真剣な態度を表していた。だから男を惹きつけたいなら髪を伸ばしたほうがいいし、ビジネスで相手と交渉するときは髪を短く切るか、上でまとめるべきだ。権力を行使する立場や、男性優位の業界では、官能を前面に押しだすような外見は女の足を引っぱるだけである。

ポルノとの関係

ポルノ写真を見るのは、男の専売特許だ。ウェブサイトに掲載されるポルノ画像の九九パーセントは男のためであり、男の裸でさえ、ゲイの男にねらいを定めている。男が熱心にネットサーフィンをするとき、求めているのは脳に訴えかける形や曲線だ。男はポルノ画像を見ながら、彼女は料理がうまいか、ピアノが弾けるだろうか、世界平和を願っているかといったことは考えない。もちろん性格のことなど思いもせず、ひたすら曲線と形に心を奪われ、彼女が自分の遺伝子を受けいれてくれる妄想をふくらませているのだ。

インターネットなどなかった時代、男は女のエロチックな姿を描いた絵画で目を楽しませていた。裸婦の彫刻やスケッチ、油絵を作ったのは、ほぼ例外なく男だ。男はミケランジェロやラファエロの芸術的価値を熱心に説くけれど、どうせ裸婦像にスケベ心を抱いているだけでしょう?　女はそんな風に主張するが、そんなことはない。断じてない……はずだ。

ヘンタイ・カートゥーン

日本から入ってきた「ヘンタイ・カートゥーン」は、マンガっぽいタッチで描かれるハードコア・ポルノで、いまや莫大な金額が動く一大産業に成長している。ヘンタイ・

カートゥーンには、これまで説明してきた女の性的シグナルがすべて盛りこまれている。登場する女の子の目は思いきり大きく、口はその半分か三分の一ぐらいしかない。鼻もちっぽけであごも小さく、長い髪はリボンで束ねられている。

成熟した女性のボディに、一〇～一二歳の少女の顔が乗ったヘンタイ・カートゥーンは、男性愛好者が三〇〇〇万人もいると言われている。

女の服装は男にどこまで影響を与えるか

女の外見について語るとき、衣服の話題は欠かせない。何世紀ものあいだ、女の衣服は女性らしい特徴を強調して、男の目を釘づけにすることが目的だった。

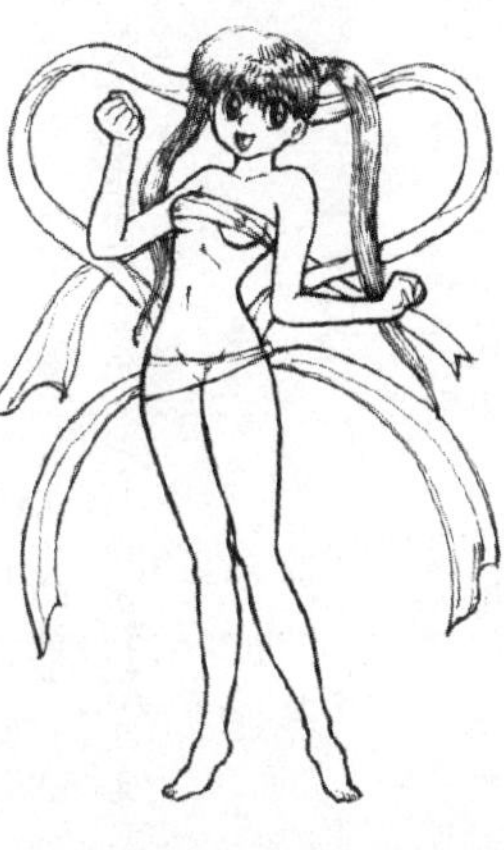

典型的なヘンタイ・カートゥーン。子どもっぽい顔つき、長い首、ウエストとヒップの比率、張りだした乳房、平べったい腹など、男の脳を刺激するシグナルが満載である。この絵では、脚の長さが身長の63％という信じられない割合になっている

一九六〇年代にウーマンリブが起こるまでは、女たちは男を魅了し、ほかの女を出しぬくために装いに精を出していた。しかしフェミニズムが、女たちに新しい世界を開いた。男のために服を着るという発想はナンセンスであり、外見より内面的な魅力のほうが重要なのだという主張に多くの女たちが飛びつき、自分をきれいに見せなくてはという抑圧から解放されたと信じた。

パンクやグランジといったファッションも、ドレッシーな装いへの反抗であり、男も女も見た目は同じでいいという主張を世界に示した。この動きはさらに加速して、一九九〇年代にもなると、ファッションモデルまでが、女らしさのかけらもないやせこけた身体になり、唇を黒く塗り、薬物でもやっているのかと思うほど濃いアイシャドウを目の下に施すようになった。しかしこうした姿は、男にとって少しも魅力的でない。だから男はファッションショーにまったく興味を示さないが、ミス・ユニバースの選考会は熱心に見る。こちらに登場する女たちのほうが、脳に本来の反応を引きおこす刺激にあふれているからだ。

ファッションショーで男が喜ぶのは、水着が出てくるときだけ。

現代の女には、ドレスコードが二種類ある。ビジネス用とそれ以外のとき用だ。ビジネスは一種の「狩り」であり、男やほかの女と対等な足場で競わなくてはならない。それには成功や権力を誇示し、自分の有能さを表現する必要がある。

ビジネスで成功するための服選びは簡単だ。影響を与えたい相手が、どんな服装を望んでいるか見抜けばいい。化粧、アクセサリー、ヘアスタイルも含めて、相手がこちらを信頼し、使える人間だと思ってくれるような装いに徹するのだ。だから専門的な技術や管理知識を売り物にするとき、女としての性的シグナルを発するような格好は不適切だ。反対に、化粧品や衣料品、美容用品など女性的なイメージで売りこみをかけたいときは、この章で説明した特徴が心強い武器になる。

美容整形

外見を良くするために、手術を受ける人が増えている。アメリカだけでも、年間一〇〇万人以上が美容目的で身体にメスを入れている。美容整形は、異性を惹きつける性的シグナルをさらに強力にすることで、自信を持ち、自己イメージを改善することが目的だ。

有名人は美容整形外科の上得意客だ。マイケル・ダグラスは目のまわりのたるみを取ったし、パメラ・アンダーソンは豊胸手術を受けた。マイケル・ジャクソンやシェールに至っては、ありとあらゆる部分に手を加えているので、直射日光はおろか電気ヒータ

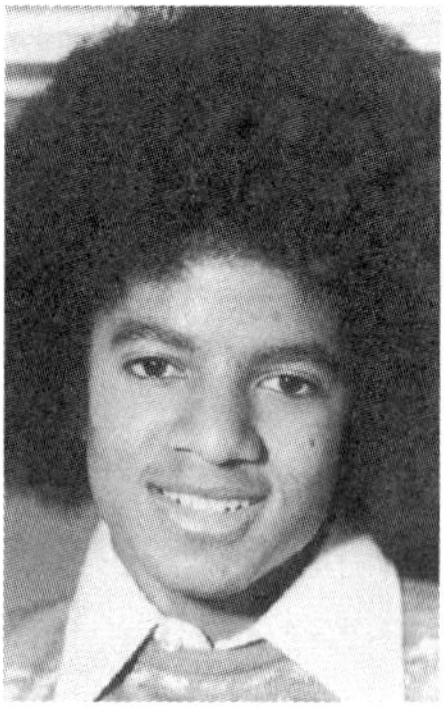

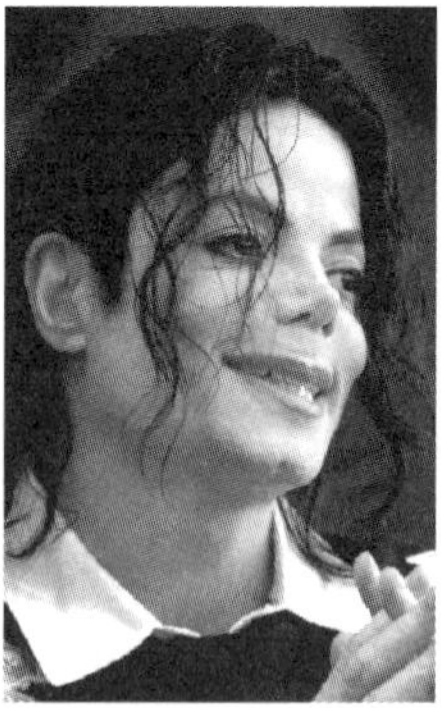

マイケル・ジャクソンは、これでも整形手術をしていないと主張する

ーのそばにも近づけないほどだ！

脂肪吸引や豊胸といった手術が登場する何世紀も前から、身体のいろいろな部分をより良く見せる工夫は行なわれていた。ふくらはぎが貧弱な男は詰め物をしたストッキングをはき、太めを気にする女は長さ四〇センチもの鉄のコルセットに胴を押しこめ、腰当てでふくらみをつけた。イギリスのヘンリー八世も、梅毒に冒された貧弱な一物を大きく見せるために、股袋を着用していた。フランスの王族たちも同様のものを使っていたが、ヘンリー八世の股袋は宝石で飾られ、紋章までついていた。

私たちは雑誌や新聞、看板、テレビなどを通じて、週に五〇〇回は「完璧な肉体」を目にしている計算になる。だがその画像のほとんどは、極端なメークやコンピュータ処理、特殊な照明などのテクニックを駆使した結果であって、モデルの生身の姿であることはめったにない。

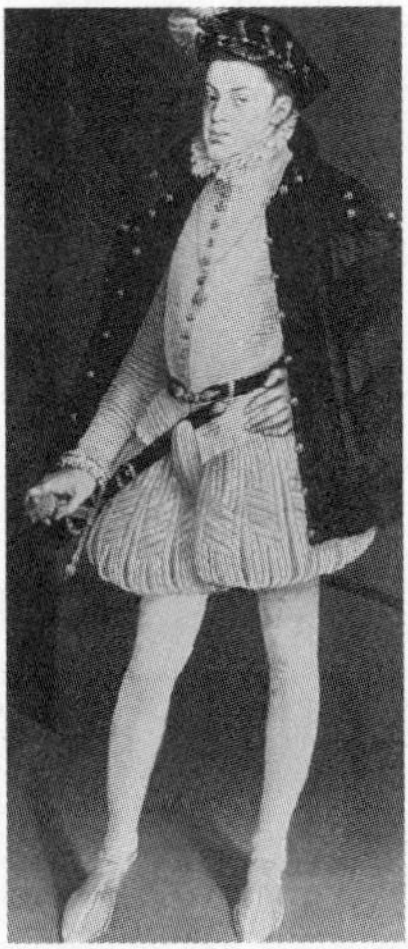
スペインのドン・カルロスも大きな股袋を使っていた

日本で最も広く行なわれている整形手術は、まぶたのひだを取りさって西洋人のように目を大きくするものだ。

ただし整形手術を受けても、誰もが前より美しくなるとはかぎらない。人生の悩みが手術ひとつで消えるわけでもない。また外見だけで相手を判断する人間は、その人自身が自己イメージに問題を抱えていることも多いのだ。

魅力の裏側にあるもの

一万五〇〇〇人の男女を対象に、異性のどんな点を重視するかという調査を行なったところ、男性は次のように答えた。

A　はじめて会った相手では

1　全体の雰囲気
2　引きしまった身体つき
3　胸
4　尻

B　長く付きあう相手では

1　性格
2　全体の雰囲気
3　胸
4　ユーモアの感覚

リストAは、この章で見てきたことそのままだ。男は視覚の生きものだから、魅力的な女を眺めるのが好きなのである。それは女のほうもわかっているし、女性蔑視という批判があがろうとも、科学的な研究で幾度となく証明されている。外見だけで女を判断するなんて、男は皮相的で軽薄だとフェミニストは怒るだろう。しかしいくら鼻息を荒くしたところで、男が女に出会ったとき、視覚的な反応が圧倒的に優位を占めることは動かない事実だ。もっともリストAが有効なのは、一夜かぎりのお付きあいまでだ。長期にわたる関係となると、男が視覚面で重視するのは「顔の良さ」だけになる。
この調査からは二つのことがわかる。ひとつは、男が女から受ける第一印象は、視覚的なイメージが中心になっているということだ。それも細部の良し悪しではなく全体的な雰囲気がものを言う。だから体重が標準を数キロ超えていても、吹き出物があっても、胸が小さくても、お化粧や服装などを工夫すれば総合点は高くなる。もうひとつは、長く付きあう相手になると、男は性格や知性、ユーモアのセンスを重視するということ。「全体の雰囲気」はなおも上位に入っているが、幸いなことに外見が作りだす雰囲気は、自分でいろいろ手を加えることができる。

女にとってユーモアのセンスとは、おもしろいジョークを言うことではない。男のジョークに笑ってやることだ。

男にとって、視覚から得られる手がかりはとても重要な意味を持つ。だから男は、自分が女からどう思われているか、どのくらい大切にされているかを、女の外見から判断しようとする。彼女が身なりを整えるのに時間をかけるのは、男に注目されたいからだと考えるのだ。離婚手続き中の男がよくこぼすのは、結婚してから妻は少しも格好にかまわなくなったというものだ。仕事に行くときしかおしゃれしない女に、男は幻滅する。

この気持ちは女には理解しがたい。女の場合、男の外見がどうなろうと、愛する気持ちに変わりはないからだ。

外見の良し悪しは、相手の態度や接しかただけでなく、本人の自己イメージや行動にも影響を及ぼす。「人を外見で判断してはいけない」とよく言われるが、現実には、人は外見で判断される。しかし外見の印象を構成する要素は、自分で変えられるものばかりだ。歩きかたや話しかた、服選び、メークを教えてくれる講座は巷にたくさんあるし、書店にもその手の本がたくさん並んでいる。デパートでは無料のメークアップ指導をやっているし、髪型については美容師が喜んで相談に乗ってくれるだろう。体型を補正する下着もあって、販売員は正しい着けかたをちゃんと教えてくれるはずだ。

体重についても、正しい食生活を身につけ、スポーツクラブで運動をすればコントロールは可能である。どうしてもと思ったら、自分への誕生日プレゼントということにして鼻を整形したり、豊胸手術を受けよう。二一世紀の今日、自分の望む外見になれない理由などどこにもないのだ。

「年をとって白髪になっても、まだ私を愛してくれる?」

「もちろんさ。それどころか手紙もちゃんと書くよ」

自分の容貌を気にする女はたくさんいるが、外見を気に病む必要はない。ただ自分の持てる美しさを最大限に引きだすよう、努力することが大事なのだ。ヘレナ・ルビンシュタインも言っている。この世に醜い女はひとりもいない、いるのは怠慢な女だけだと。

新しいことを学んだり、たくさんの知識を身につけることも、魅力を増すひとつの方法だ。おもしろい話題を豊富に持っている人は、誰から見ても印象が良い。

たしかに男はおっぱいに夢中だし、女は鉄の腹筋に見とれる。でもそういうものは、息の長い付きあいではあまり重要ではなくなる。むしろ大切なのは、胸のなかが温かくなるような愛情と、セックスや気持ちの面での信頼感だろう。要するに、身体的な欠点が見過ごされるくらい、味わいぶかい人になればいいのだ。

まとめ

女は外見しだいで、男を魅了することもあれば、そっぽを向かれることもある。多くの女はその事実に激怒する。男は髪が白くなってしわが深くなると、年齢を重ねて深みが増したと評価されるのに、女はただ老けたと言われるだけなんて不公平だ。しかしそれが事実であることに変わりはない。雷が鳴って雨が降ってきたからといって、天気を恨んでもしかたがない。むしろいまの天気を受けいれて、傘やレインコートを用意すれば、外にだって出かけられる。家に閉じこもって、不満ばかり漏らしていても何も変わらない。外見に惑わされるのが男の習いなのであれば、それをやっつけるのではなく、うまく利用するすべを学ぼう。

第10章　セックスアピール度テスト（男編）

◎女の目に映るあなたはイケメン、それともダメ男？

セックスアピール度テスト

女から見たあなたは、どれくらい魅力があるだろうか？　あなたは女の心をつかんで離さない人、それとも二度と顔も見たくない人？　それを知るために、この章のセックスアピール度テストをやってみよう。身体的な特徴やそれ以外の要素について、女がどう評価するか知ることができる。このテストはまず自分で答えること。可能なら親しい女性に頼んであなたの評価をしてもらい、結果を比較するとなお良い。

⑴ 自分の体型は次のどれに当てはまる？

a 逆三角形。
b 長方形。
c まん丸。

⑵ 男たるもの、

a 妻以外の女にはわき目も振ってはならない。
b 基本的には妻ひと筋だが、たまに浮気をするぐらいは、かえって夫婦仲が良くなると思う。
c 縛られるのはごめんだ。完全にフリーで行くのがこれからのやりかただ。

⑶ 自分のお尻は次のどれに当てはまる？

a 幅広。
b 小さくて締まっている。
c 薄くて平べったい。

⑷ 髪の量はどのくらい？
a 残り半分くらい（生え際が後退している）。
b ほとんど減っていない。
c 完全にはげている、あるいは剃っている。

⑸ 唇を形容するとしたら次のどれに当てはまる？

a いつも笑いが浮かんいる。
b とくに何もない／両端が下がり気味。
c 親切そう／温和。

⑹ ユーモア感覚は発揮できる？

a ユーモアはからきしだめ。
b パーティの人気者。
c 苦労しながら何とかこなしている。

(7) 目を形容するとしたら次のどれに当てはまる？

a よそよそしい／冷淡。
b 楽しい／いたずらっぽい。
c 親切／穏やか。

(8) 鼻とあごの形は次のどれに当てはまる？

a 平均的。顔にうまくおさまっている感じ。
b 存在感のある鼻、突きだしたあご。
c 鼻もあごも小さめ。

(9) 太腿は次のどれ？

a 筋肉質／ごつごつしている。
b 長くて細い。
c ぽっちゃり。

(10) あなたの収入は次のどれ？

a 平均以下。でもいまの働きかたに満足。
b 年齢と経験を考えるとごく標準的。
c 平均をはるかに超えている。

(11) ウエストのサイズをヒップのサイズで割って100をかけてください。たとえばウエスト90センチ、ヒップ106センチだと、85%になります。

a 100%以上。
b 85～99%。
c 85%未満。

(12) おなかに手をすべらせたときの感触は？

a ぽっこり出ている。
b 腹筋が6つに割れている。
c 平べったい。

⒀ 女にとって、ペニスのサイズはどの程度の意味があると思う？

a 重要ではない。
b いくらかは関係がある。
c とても重要だ。

⒁ かわいい子がいっぱい来るパーティに招待された。あなたはどんな服装で行く？

a 高級仕立てのシャツとズボンに、ぴかぴかの靴。
b スエットの上下とランニングシューズ。
c ジーンズにシャツ、カジュアルな靴。

⒂ 女が腹を立てたり、悲しいとき、あるいは不安を感じているとき、あなたは？

a きっと全然気がつかない。
b すぐ気がつく。
c しばらく話しているうちにわかってくる。

⒃ 人前に出るとき、ひげはどうしている？

a いつも伸ばしている。
b きれいに剃っている。
c 3日間伸ばしっぱなしでも平気。

⒄ 話題の豊富さについて。

a とにかくいろんな人や場所、ものごとについて何でも知っている。
b 守備範囲はけっこう広いつもりだ。
c 自分の好きなことならばっちり。

● 得点 ●

(1)	a＝7	b＝5	c＝3
(2)	a＝9	b＝1	c＝0
(3)	a＝3	b＝7	c＝5
(4)	a＝3	b＝5	c＝4
(5)	a＝3	b＝1	c＝5
(6)	a＝1	b＝9	c＝4
(7)	a＝1	b＝4	c＝5
(8)	a＝3	b＝5	c＝1
(9)	a＝5	b＝3	c＝1
(10)	a＝3	b＝5	c＝9
(11)	a＝3	b＝7	c＝5
(12)	a＝1	b＝5	c＝4
(13)	a＝5	b＝3	c＝1
(14)	a＝5	b＝1	c＝3
(15)	a＝1	b＝9	c＝7
(16)	a＝3	b＝4	c＝5
(17)	a＝9	b＝7	c＝3

得点の合計が、あなたのセックスアピール度になる。

合計　　　　　　点

結果

90点以上――クールガイ

もう女の子が寄ってきてしかたがないはず。あなたは自分の持っている長所をうまく演出し、シグナルを正確に女性に届けている。ただし、自分の外見を完璧にすることばかり気にしてはだめ。女から見ると、そういう態度はわざとらしく映り、自分のことしか眼中にないナルシストに見える。自己中心的な男は嫌われる。女と競いあうようにして鏡をのぞきこむ男に用はない。

47～89点――好感度はそこそこ

ほとんどの男はこの範囲に入る。女を惹きつける能力は平均的。だが89点に近い人は、それ以上磨きをかけようとしなくていい。逆に47点に近い人は努力の余地あり。

46点以下――

飲み屋街をほっつき歩き、男の友情より女を選ぶやつなんか根性なしだとのたまい、仲間づきあいを重視する。それでも女にもてたいのなら、相当の覚悟が必要だ。女は人間味が豊かで、人生の荒波を乗りきる頭脳と野心を持ち、自分を笑わせてくれて、女の気持ちを敏感に察してくれる男を好むのだ。だが幸いにして、いまからでもそういう性格に変わることはできる。

第11章　女に火をつける方法

◎男の性的魅力

女は、男の外見のどんな特徴に性的魅力を感じるのか。それがこの章のテーマだが、男がそそられる女の外見について記した第9章にくらべると、ページが半分しかない。女の身体は性的シグナルの発信装置だ。健康な子どもを産む能力がある、つまり男の遺伝子を次世代に伝えられるというメッセージを、男に伝えるために発達してきた。それだけ、女のセックスアピールは高度に洗練されている。しかし男のセックスアピールは、もっと直接的で単純だ。

人類がこの世に誕生してからというもの、女や子どもを守り、食べものを持ってかえってくれる強くて健康な男が女の好みだった。この傾向は、二一世紀に入ってからもあまり変わっていない。しかし現代の女たちは、遠い祖先より少し欲張りになっていて、感情的な欲求を満たしてくれることも条件に付けくわえた。つまり男は、ハード面とソフト面の両方で女の要求に応えなくてはならないのだ。ハード面とは、優秀な遺伝的性質を子どもに伝え、子孫の繁栄を可能にすることであり、ジョン・ウェインやラッセル・クロウ、ブルース・ウィリスといったタフガイに象徴される資質だ。ハード面がしっかりしているかどうかを確かめるには、身体の対称性を調べる。左右の手足が同じ長さで、シルエットを縦の中心線で折ってみると、右半身と左半身がぴったり重なるのが良い。男の場合は、女の顔に対称性を求めるが、いずれにしても左右対称であることは若さと健康を意味している。花も左右対称のほうが蜜がたくさんあるので、蜂がたくさん寄ってくる。

女にとって、男は顔よりも身体が左右対称であることが大事。
だからボクシングのチャンピオンは美女にもてる。

スコットランドで行なわれた実験では、女が魅力的に感じる男の顔は、月経周期によって変化することがわかった。女は排卵期になると、男っぽいごつい顔に惹かれるという。そして生理中はさらに過激になって、ハサミを頭に突きたてたようなスプラッタな男が好まれた。

受胎の可能性が最も高くなる排卵期（前回の生理と次の生理のちょうど中間）に、女はハード面のしっかりした、つまり左右対称な男とつかのまの関係を持つ傾向がある。女は月に一度、ラッセル・クロウの一夜妻になるかもしれないのだ。

ところが長期的なパートナーを選ぶとなると、対称性よりもむしろ、自分との関係維持や子育てに心血を注いでくれる男が好まれる。とはいえ外見だけで男の魅力を判断する際、対称性は大きな役割を果たしている。イギリスで行なわれたDNA鑑定の結果を見ると、夫婦のあいだに生まれた子どもの一割は、父親が夫以外の男であるらしい。妻は、家族を養う能力は夫に求め、優秀な遺伝子は外で調達しているわけだ。

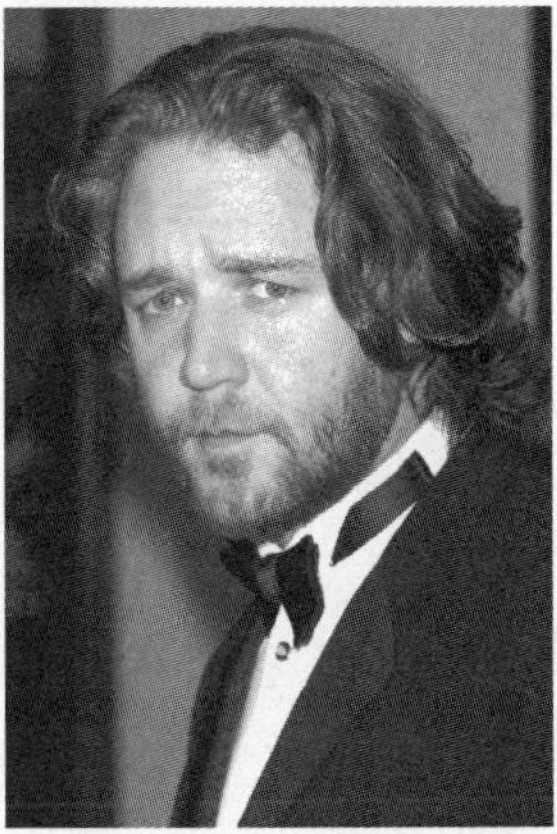

科学が教えてくれること

一九九四年の『アメリカン・エコノミック・レビュー』に、ハマーメッシュとビドルという二人の経済学者による興味深い研究が紹介されている。それによると、アメリカでは魅力的な男のほうが、そうでもない同僚より一二～一四パーセントも報酬が多いという。またペンシルベニアで行なわれた別の研究では、容貌の優れた人間は、罪を犯しても刑期が短く、罰金が少なくなる傾向があることがわかった。刑事裁判にかけられた被告男性七四名を対象に調べたところ、かっこいい被告はそうでない者より刑期が軽いし、それどころか刑務所行きすら免れる可能性が二倍も高かった。腕ききの詐欺師が、ほぼ例外なくいい男であることもこれでうなずける。

損害賠償を求める裁判で、被告のほうが原告より容貌が優れている場合、平均賠償額は五六二三ドルだったのに対し、原告のほうが魅力的だと、賠償額は一万五一ドルにはねあがった。法廷にいる人が全員目隠しをして、被告の顔を見えないようにしたら、賠償額はこれほど差がつかなかっただろう。

こうした研究結果を知るとがっくりくる。しかしどんな人も外見を改善することは可能だ。それでは、女は男の身体のどんなところにそそられるのか、注目度の高いものからひとつずつ見ていこう。

女がそそられる身体的特徴（魅力の大きい順）

1　引きしまった身体の線

2　がっしりした肩と胸、筋肉隆々の腕

3　小さくて締まった尻
4　豊かな髪
5　官能的な唇
6　優しそうな目
7　はっきりした鼻とあご
8　細い腰
9　鍛えられた腹筋
10　大きいペニス
11　無精ひげ

引きしまった身体の線

女から見たとき、男の魅力の筆頭にあがるのは逆三角形の引きしまった体格だ。運動選手を思わせる力強い肉体は、敵と戦ったり、食べ物を確実にとってくることを意味する。力こぶのできる腕や、ぶあつい胸板

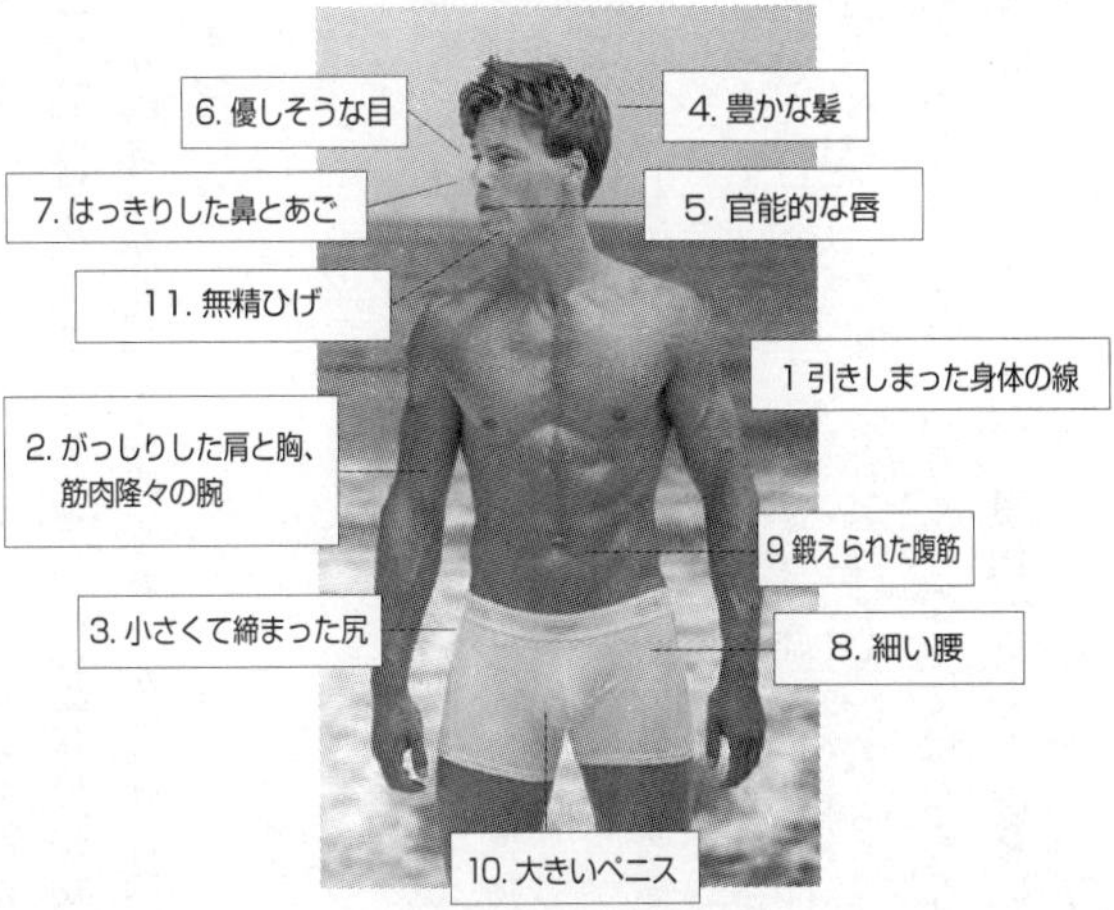

は、現代ではそれほど使い道がないとはいえ、そこから発信されるシグナルを女の脳はしっかり受けとめ、パートナーとして最適という評価を下す。また逆三角形の体型が女にまぶしく映るのは、自分と正反対だからだ。女の身体が曲線を描くやわらかい部分は、男は角ばっていて堅い。そのちがいが女を惹きつける。

がっしりした肩と胸、筋肉隆々の腕

狩りをする男の身体は、肩から腰にかけて細くなっていく。反対に女の身体は、肩が細く、腰が広がっている。男は重たい武器を持って長距離を移動し、帰りは大きい獲物を引きずらなければならないため、こういう体格に進化した。

がっしりした肩はいかにも男らしい特徴だ。女も自分の存在を強く押しだしたいときは、腰に手を当てて肩幅を広く見せようとする。ビジネスウーマンが肩パッドの入ったジャケットを着るのも、男が肩章のついた制服で地位を誇示するように、強い自分を印象づけるためだ。男の胸板が厚いのは、なかに入っている肺がそれだけ大きいからだ。獲物を追跡して走りつづけるためには、酸素を効率よく全身に送りださなくてはならない。胸が大きいほど、男は尊敬され、権力をふるうことができた。現代の男も、得意げに胸をふくらませることがよくある。

また男は女にくらべて、前腕部分が長い。獲物にねらいを定め、ものを遠くまで正確に投げなくてはならないからだ。前腕に生える体毛もまた、男らしさの特徴だ。また腋毛は、汗腺から出た匂いを保持する役目を果たしている。その匂いに含まれるフェロモンは、女の脳を性的に活発にさせるのだ。胸毛や股の毛も同じ役割を持っている。

男の引きしまった上半身は女のあこがれの的だが、ボディビルダーのような「筋肉ムキムキ」の肉体はなぜか嫌われる。そこまで鍛えるような男は、自分にしか関心がないことを女は知っているのだ。むだのない健康的な身体に女はそそるが、アーノルド・シュワルツェネッガーみたいになると、女は逆に遠ざかる。

男の胸には、子どもを養うための機能もある——乳首と乳腺だ。これは、人体の基本型が女であることを物語っている。男の乳首は、女を惹きつけるうえであまり効果はないが、セックスのときにはけっこう役に立つ。また第二次大戦中の強制収容所などで、飢えに苦しんでいた男が乳を分泌した例は数多く報告されている。女と同じように乳首も乳腺もある男は、五〇人にひとりの割合で乳ガンにかかる。男の乳ガンは、女より進行がずっと速い。

小さくて締まった尻

類人猿のオスで、半球形の突きだした尻をしているのは人間だけだ。二足歩行をはじめた人間は、直立姿勢を続けられるように臀部の筋肉が発達した。人間の身体のなかで、尻はおもしろおかしく語られたり、軽蔑の対象にされる部位だ。尻をネタにしたジョークも数知れない。コピー機の故障の二三パーセントは、お尻をのせたことが原因だという。それにしても、なぜ女は男の尻に関心を持つのだろう？　きゅっと締まったお尻の写真に見とれるし、実物がそばにあったら、ぽんと叩きたくなる。国や文化に関係なく、小さくまとまった男の尻は女のお気にいりだ。だがその理由を理解している女はほとんどいない。

筋肉の発達した堅い尻は、実はセックスのとき前後に強く腰を振るのに不可欠なのだ。太った男や、尻がたるんだ男はそれができず、身体全

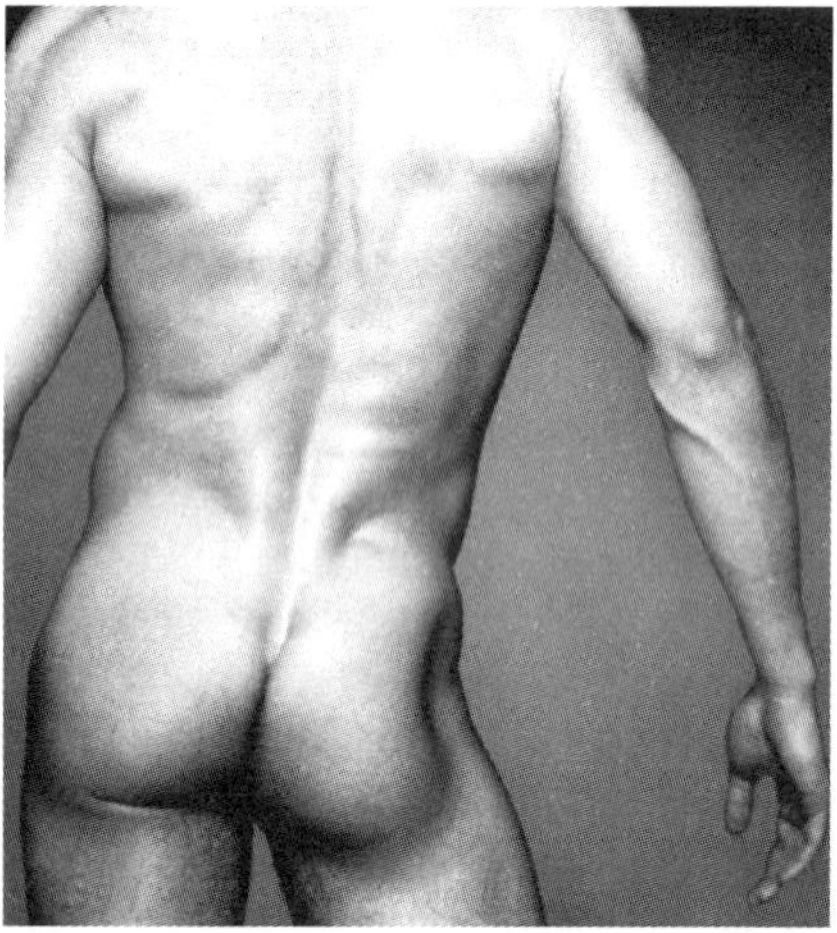

体が前のめりになる。しかし女にしてみると、男に体重をかけられると苦しくてたまらない。尻が締まった男のほうが、より効率的に努めを果たせる。

締まった小さい尻は、セックスの成功を約束する。

尻を激しく叩くことは、サディストやマゾヒストの大好きなプレイだ。自分がしなくても、そういう行為を見ているだけで性的に高ぶりを覚えてくる。叩かれて赤くはれた尻は女の性器に似ているし、尻に集まっている神経の末端に強い衝撃を与えることで、近くにある性器にも刺激が伝わる。つまり女が男の尻を叩くのは、勃起をうながしているのと同じことなのだ。

豊かな髪

古来から、男の髪は精力の象徴だった。中世の人びとは髪に魔力が宿ると信じていたので、愛する人の髪のひと房を懐に忍ばせたり、宗教儀式に使ったりした。修道僧が髪を剃りおとすのは、神のまえで謙虚になる姿勢の現れだった。聖書に登場する怪力男サムソンも、髪を切られてその力を失ってしまう。つねに男の強さと力に結びついていたからこそ、男の髪は女を惹きつけるのだ。

しかし豊かな髪を性的魅力として重視する女は、全体の半数だ。残りの半分は髪のことをあまり気にしないか、むしろはげ頭をかえって魅力的だと感じている。

男がはげるのは、遺伝と男性ホルモンの分泌過多のせいだ。男性ホルモンは頭部の毛乳頭の働きを停止させ、多くの場合頭頂部から髪が抜けていく。このように男性ホルモンの分泌が盛んであるため、はげの男は攻撃性が強く、性的に興奮しやすい。またはげ頭は男と女のちがいをはっきりと見せつけるため、そこに刺激を受ける女も多い。

私たちは、男性の写真をコンピュータで加工していろんなはげ具合の画像を作り、ビジネスの場でどんな第一印象を与えるか調べてみた。その結果、はげていればいるほど、成功や権力を持っているという印象が強くなることがわかった。はげの人間が支配的にふるまっても、周囲の抵抗感は強くない。反対に髪があると、権力に縁がなく、稼ぎも悪いという印象だった。やはりはげ頭は、男性ホルモンの豊富さを雄弁に物語っているのだ。多くの男は、髪が薄いことを気に病み、はげへの恐怖におののいている。はげに打つ手がないことにいらだってもいる——最も確実な方法は、思春期に入る前に去勢することだが、これはお勧めできない。しかし、はげにはちゃんと利点もある。強い力とセックスアピールを印象づけることができるのだ。

『政治的に正しくない、失礼なジョーク集』（ハーパーコリンズ刊）という本を書いたとき、私たちはひとつのことに気がついた。はげのジョークは、男しか言わないのである。女がはげを冗談にすることはめったにない。それは、はげを気にする男への同情もあるが、はげ頭が男らしさの勲章であることも関係しているはずだ。つまり女たちには、はげをあざ笑うつもりなど毛頭ないのである。つるつるの頭を見ると、女はそそられて、そこをなでたり、キスをしたくなるはずだ。

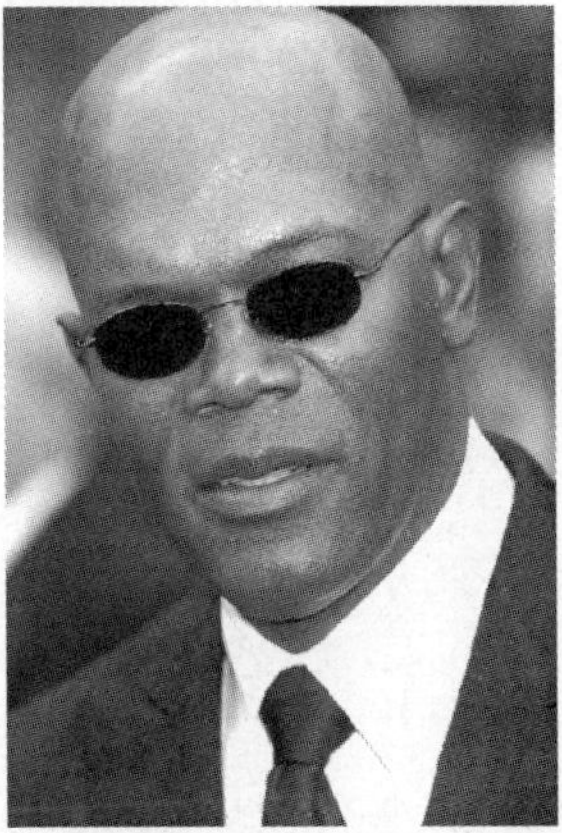

官能的な唇と優しそうな目

男が女の唇を形容するときは、濡れたような、セクシーな、おいしそうな、誘うような、官能的な、エロチックな、という言葉が出てくる。ところが女が男の唇や目を描写すると、思いやりがありそう、感受性が鋭い、敏感な、守ってもらえる、愛情がこまやかといった表現になる。どれも本来ならば、身体的な特徴というより、相手の態度を表す言いかただ。実はここに、男と女のちがいが如実に現れている。男は外見の特徴だけをとらえるのに対し、女はその先の感情まで探ろうとするのだ。

女の目は男より白目の部分が多い。女にとって目は、近距離でのコミュニケーション手段なのだ。白目が多いと、視線がどこを向いているのかわかりやすく、心の内を推しはかることも容易になる。人間以外の動物の目は、白い部分がほとんどないが、それは離れたところからほかの動物の動きを察知しなければならないからだ。また女は黒っぽい瞳の男を好む。明るい瞳は子どもっぽい印象を与える。

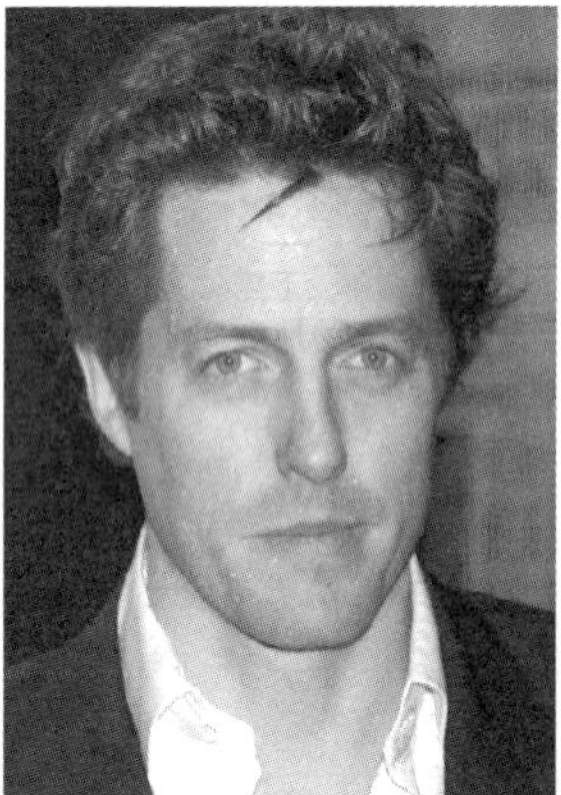

はっきりした鼻とあご

がっしりした鼻とあご、額は、正面からの攻撃から顔面を守るために発達した。それだけに男らしさを表す典型的な特徴だ。男性ホルモンであるテストステロンの分泌が多い男は、少ない男よりあごが張りだす傾向にあるし、あごを突きだすポーズは恐れしらずの抵抗を意味する。あごひげはあご全体を大きく見せるので、「少々のことでは動じない」雰囲気を作るのに役だつ。ただし悪魔のイメージとも重なるので、とくにビジネスの場では好印象は持たれない。あごを引いた体勢には恐怖心が透けて見えるので、女には評判が悪い。

古代ローマでは、鼻とペニスの大きさは相関関係にあるとされていた。しかしこれはあくまで俗説であり、根拠はない。ピノキオはさぞがっかりすることだろう。鼻とペニスの共通点は、身体の真ん中から前に突きだしていることだけだ。とはいえ男が性的に興奮すると、鼻に流れこむ血流が増え、その部分の温度は最高で六度も上昇する。まるでペニスのようだ。

細い腰と筋肉質の脚

筋肉のよく発達した男の脚は、霊長類のなかで最も長い。また細い腰のおかげで、長い距離を速いスピードで駆けつづけることができる。女は腰幅があるため、走っているときにどうしてもひざから下が外側に振れてしまう。テキサス大学のデベンドラ・シン教授によると、男はウエストとヒップの比率が九〇パーセントぐらいの体型が、女にとっていちばん魅力的だという。ちなみに「女役」のレズビアンが「男役」に求めるのも、それと同じ体型だ。

鍛えられた腹筋

食べ物を手に入れることがとても難しかった時代、太鼓腹は豊かさの象徴だった。しかし食べ物があり余っている現代では、健康に無頓着で放縦な生活ぶりを意味している。

鍛えぬかれた腹筋は、男の身体のなかで最初に目を奪われる特徴だろう。それはスポーツクラブやフィットネス器具の宣伝が作りだしたイメージなのだが、私たちはそれにすっかり染まっている。だが腹が六つに割れていたのはヘラクレスぐらいのもので、スーパーマンもバットマンも腹部は平べったく、洗濯板のようにはなっていないはずだ。

大きいペニス

人間の男が持つペニスは、霊長類のなかで最大級を誇る。何千年ものあいだ、ペニスの大きさは男としての力と勇気を連想させてきた。もっともその力は精神的なものであって、

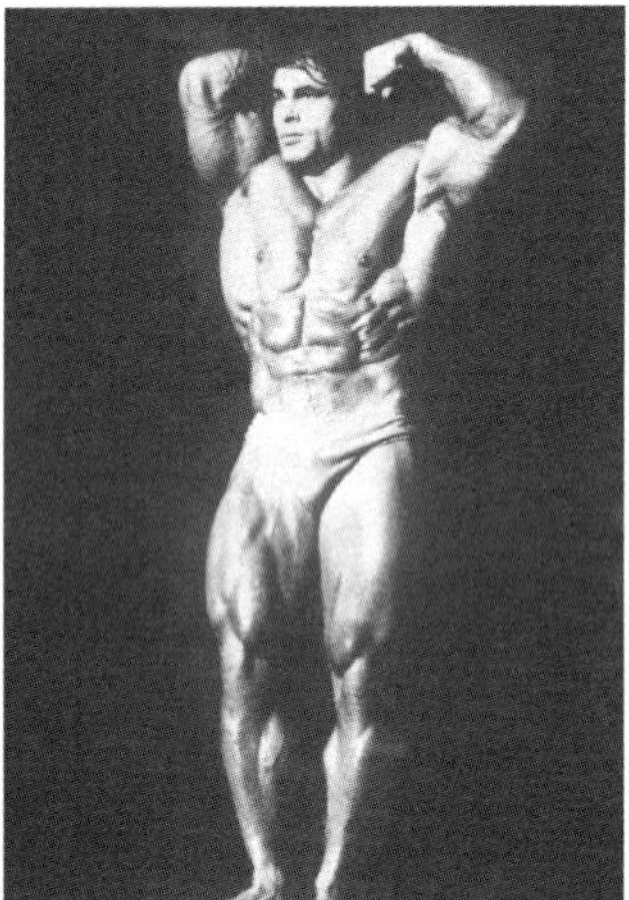

ペニスそのものの力を意味しているわけではない。記録に残っている最大のペニスは全長三五センチだという。実際のところ、体格や鼻の大きさ、靴のサイズと、ペニスの大きさとのあいだに関連はない。平均的なペニスのサイズは、勃起時で一四センチ。膣は奥行きが九センチ弱で、敏感なのは入り口から五センチほどのところ、Gスポットに達するあたりまでだ。だから現実には、七・五センチのペニスのほうが扱いやすく、ねらいも正確に定められるため、一八センチの逸物より確実にサービスできることになる。女が長いペニスに興奮するのは、それが実際にする仕事ではなく、ペニスに象徴された男の強さにそそられているのだ。男との関係に満足している幸福な女は、ペニスの大きさなど少しも気にしない。だがすったもんだで別れたあとは、復讐として元パートナーのペニスを小さく吹聴する。

ペニスが小さいことを気にしていた若者が、恋人とはじめてセックスすることになった。服を脱ぎ、部屋の明かりを暗くして、彼女を愛撫しはじめる。やがて勃起してきた自分のものを、彼はおそるおそる彼女の手に握らせた。

「けっこうよ」彼女は言った。「タバコは吸わないの」

女の脳は、男の性器を見ても興奮するようにプログラムされていない。これは男の場合と正反対である。ポルノ雑誌に出てくる女は、立つか横たわるかして脚を大きく広げ、正面もしくは背後からその部分を露出している。もし男が同じポーズをとっても、喜ぶのはゲイの男だけで、女には少しも刺激にならない。

女をそそる男の身体的特徴のなかで、ペニスが10番目に入っているのは、モノが大きいと他の男から尊敬される事実から連想が働いているのかもしれない。ニューギニアの男たちは、全長一メートルもの鞘をペニスにかぶせ、首からかけた紐で先端を持ちあげて支え、その大きさを誇示する。ニューギニアのペニスケースは、西洋で言えば競泳用の水着に

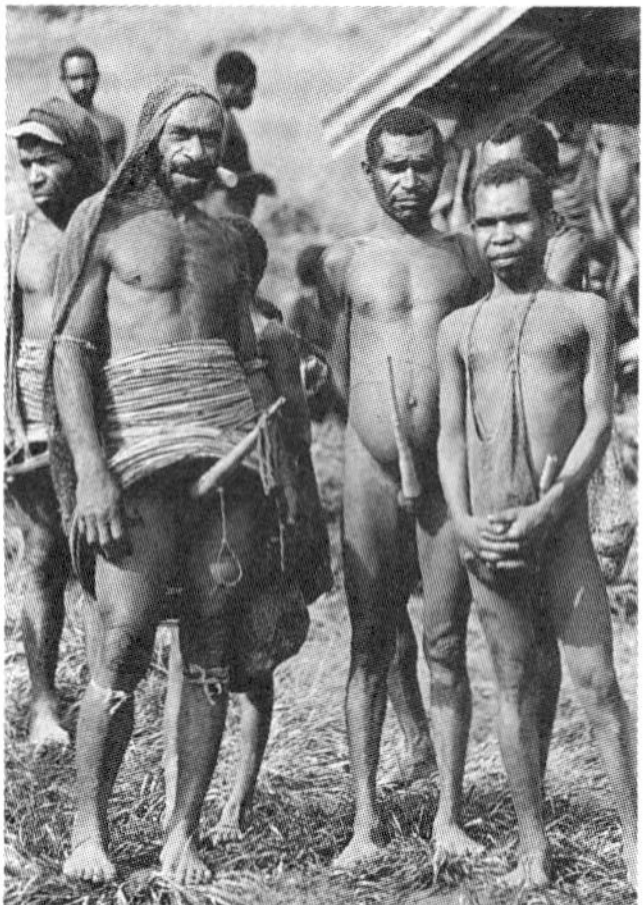

左はペニスケースを着用して儀式に臨むニューギニアの男たち
下は競泳の男子選手。表現のしかたはちがうが、発信するメッセージは同じだ

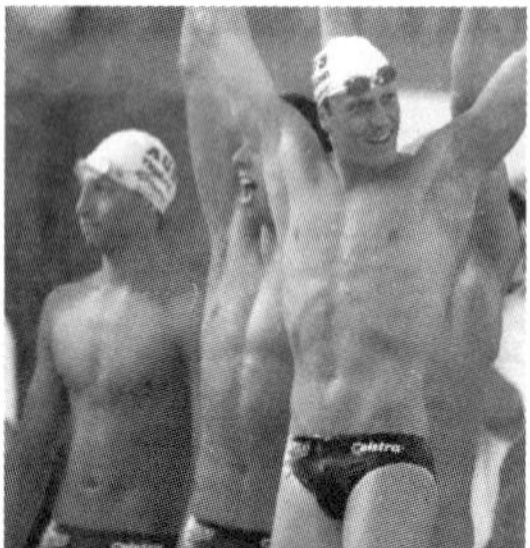

あたるだろうか。

男子競泳選手の水着姿には、
どんなファッションもかなわない。

無精ひげ

身体のどの部分よりも長い毛を、顔に生やすことができるのは人間の男だけだ。同じ霊長類でも、チンパンジーは全身にほぼ同じ長さの毛が生えている。口ひげをたくわえたチンパンジーなど、お目にかかったことがない。ひげを生やすのは、男性ホルモンのしわざだ。テストステロンの分泌量が多いと、それだけひげも速く伸びる。だから無精ひげは男らしさが形を変えて現れたようなものであり、とくにふだん童顔に見られる男にはひげを絶大な効果がある。トム・クルーズはきれいにひげを剃ったときより、無精ひげをはやしたほうがずっ

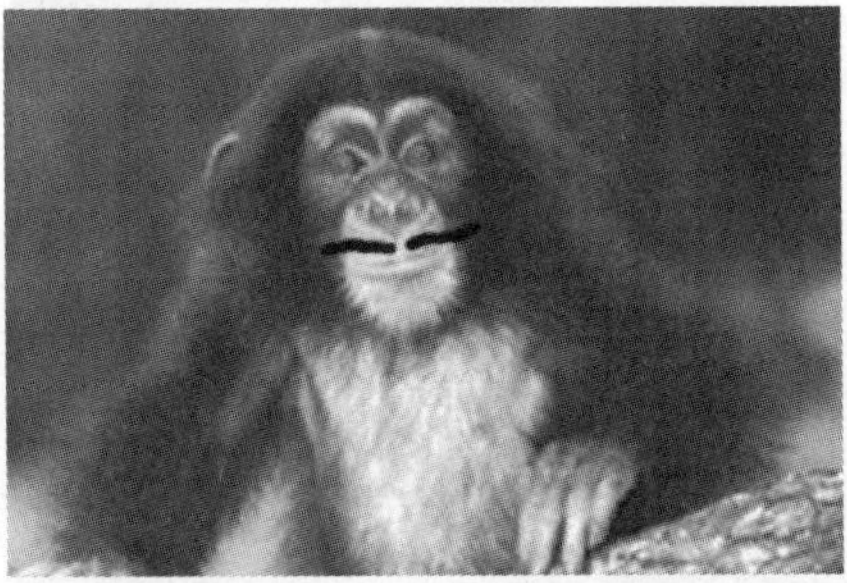

この写真で、おかしいところはどこでしょう？

とセクシーなはずだ。テストステロンは、病気のときやストレスが大きいときに分泌が悪くなるので、そういうときはあまりひげを剃る必要がない。逆を言えば、午後早い時間なのに、もううっすらひげが生えている男は絶好調ということだ。

長く付きあう男に女が求めるもの

女が男に求めるものを五つあげるとすると、次のようになる。

1 性格の良さ
2 ユーモア
3 感受性
4 頭脳
5 かっこいい身体

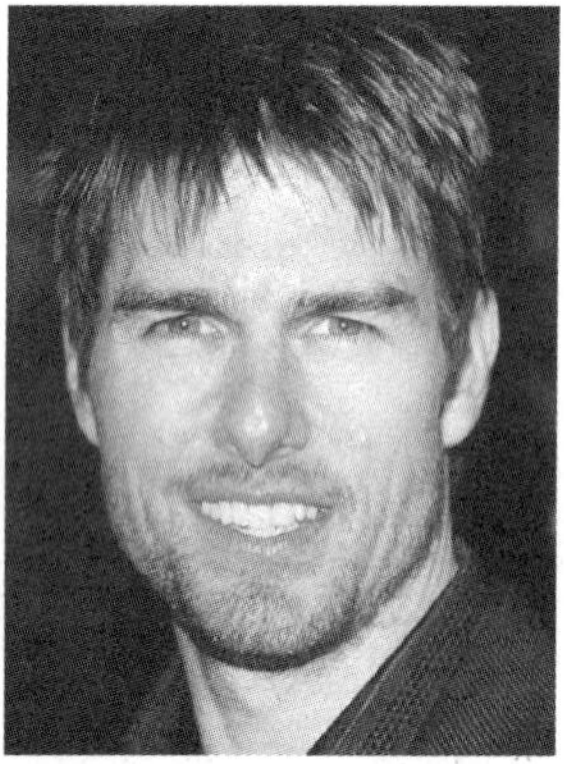

無精ひげのトム・クルーズ

男の場合、第一印象で重視することと、人生をともにするパートナーに求めることは別だ。しかし女はそういう区別をしない。男は視覚的な面で女を評価しがちなのに対して、女は優しくて頭が良くて、ユーモアがあって、誠実で、理解のある男を求める。相手がかっこいい肉体の持ち主でも、それは付けたしに過ぎない──月に一～二日、ラッセル・クロウの一夜妻になりたくなるときは別だが。

女は男とちがって、相手の身なりや容貌に気持ちを左右されない。そのかわり、自分にどう接するかで彼の愛を測る。服装がダサいとか、おなかが出っぱりはじめたとか、そういうことはたしかに好ましくはないものの、女にとって重大なことではない。このちがいが、男と女のあいだに誤解を生み、不満を作りだす原因になっている。女の外見は男の気持ちのなかで、かなり重要な部分を占めている。場合によっては、それが二人の関係に深刻な影を落とさないともかぎらない。いっぽう女は、男が自分にどう接してくれるかで愛情を判断している。

女は物腰がやわらかく、優しくて理解があって、話もたくさんしてくれて、
でも強くてたくましい男を求めている。
でもそんな男は、とっくにゲイの世界に行っている。

女の身体的魅力が男にとっていかに大切か、それを裏づける調査や研究は枚挙にいとまがない。とくにはじめて会ったとき、男は一〇秒足らずで女の魅力を評価しているという。ただし、人生をともに歩むパートナーを選ぶ段階になると、男は別の価値観を引っぱりだしてくる。女だって愛する男はかっこいいほうがいい。でも体型や容貌は、彼の仕事や社会的地位にそれほど影響しない。そうでないと、ジェラール・ドパルデューが俳優として成功した理由が説明できない。女はパートナー選びの最初から最後まで、ひとつの基準を当てはめる。女を楽しく笑わせ、彼女が必要としていることを敏感に察知し、豊富な話題を次から次へと繰りだし、いつも自分を高めようと努力する男がいたら、女が黙っているはずがない——彼がゲイでなければの話だが。

男としての魅力を広げたかったら、まずはコミュニケーションと人間関係の技術を高めることだ。言いたいことを適切に伝え、友人を作り、説得力をつけるための講座は、あちこちで開かれている。ユーモアのセンスを磨くことも忘れずに。それから、いまの仕事に安住しないで、より良い職を探す努力もしてみよう。つねに前進し、自分の立場を高めていこうとする男に、女は弱い。経済的に自立している女でも、良き保護者、稼ぎ手になってくれる男に惹かれる。それは男の収入を当てにしているのではなく、頼りがいのある男に興味を持つように脳が配線されているからだ。だから男がみんなドナルド・トランプのような大富豪になる必要はない。前向きな計画や目標を決め、それに向けて行動することが大切なのだ。大学の夜間講座を受けて知識の幅を広げるもよし、料理を習うもよし——料理は、女の根源的な部分を刺激するので効果的だ。ダンスは女にとって前戯と同じことだから、ぜひ習うべきだ。料理とダンスができる男は、いちばんの人気者になること請けあいだ。

男盛りはいつだったかすぐわかる——それはいまの髪型がまだ似合っていたとき。

スポーツクラブに入って身体を鍛えたり、少なくとも三年おきに髪型を変えるといった努力も必要だ。男の髪型やひげの生やしかたは、本人がいちばん輝いていた二〇歳前後のころから、まったく不変ということが多い。

ここまでわかれば、やらない理由はもう何もない——あるのは言い訳だけだ。何はともあれ行動しよう！

第12章　なぜ男は嘘つきなのか

別れた妻のことなんか未練はないと男は言っていたが、デスクの引き出しに彼女の写真が入っていた。女は何だか変だと思いつつも、正面切って指摘できない。ガールフレンドがゆうべ約束をすっぽかした。本人または飼い犬または母親が病気だったという。でも彼女は健康そのものだし、母親はもう死んでいるし、犬なんか飼っていない。これは怪しい。彼女は嘘をついたのか？

嘘（名詞）意図的に相手に誤解させる行為。

嘘をつくのは誰？

どんな人も嘘をつく。とくに、初対面の相手に自分を良く見せようとして嘘を言ってしまうことが多い。たいていの嘘は罪がない。嘘は、暴力や攻撃を避けながらうまく共存するための手段でもある。誰だって事実をそのまま突きつけられるより、微妙にゆがんだ真実を聞きたいものだ。

いつでも真実を言いなさい――そしてすぐに逃げなさい。

もしあなたが、先週会った人全員にほんとうのことしか言わなかったとしたら、あなたはいまどこにいるだろう？　病院？　留置場？　もし頭に浮かんだことをそのまま口にしていたら、相手はどう反応する？　きっとあなたは友人も職も失うだろう。

「やあ、マリア。今日はまたひどい格好だねえ。たるんだおっぱいを引っぱりあげてくれるブラでもしたら？」

「ちょっとアダム、皮膚科に行って顔の吹き出物をどうにかしてもらったら？　それから、鼻毛が出てるわよ」

「ミシェル、きみの新車は実にきれいだね。でもきみんとこのバカガキ二人が、すぐめちゃくちゃに汚すんだろうな。いったいどういうしつけをしてるんだか」

これがたとえ真実でも、実際に言うときはこうなる。「やあ、マリア。今日もきれいだね」「アダム、あなたってセクシーでハンサムよね」「ミシェル、きみはほんとうに良い母親だ」

あなたが最後に嘘をついたのはいつ？　意識して嘘をついたわけでなくても、何かを言ったり、あるいは言わなかったりしたことで、相手にまちがった思いこみを与えたことはないだろうか？　相手の気持ちを傷つけまいと、ちょっと言葉をごまかしたことは？　ローンの申し込みや就職の面接で、自分を良く見せるために少しだけ話を大げさに語ったことはないだろうか？

自分の車を売るときは、オイル漏れがしょっちゅう起こることは伏せて、調子は万全と言うだろう。家を売るときは、飛行機が真上を通ることはあえて教えない。七歳若く見られたくて髪を染めていること、残り少ない毛髪をていねいになでつけて、地肌を隠していることも告白しない。それを言うなら、ハイヒールをはくのだって脚を長く見せるため、肩パッドを入れるのも偉く見せるためだ。親はセックスの話題になると子どもに嘘をつくし、その子どももティーンエイジになるとセックスのことで親に嘘をつく。要するに私たちは、四六時中嘘をついているのだ。

真実を話すのは敵だけだ。友人と恋人はしがらみにからめとられ、限りなく嘘をつく。
スティーブン・キング

私たちが嘘をつく理由は二つある。何らかの利益を得るため、あるいは痛みを避けるためだ。ただ幸いなことに、ふつう人は嘘をつくと罪悪感を覚え、後悔し、落ちつかなくなる。真実を隠しつづけておくことはなかなかできない。だからこそ、相手は真実を言ったのか、それとも嘘をついたのか確かめることができるのだ。少し練習すれば、相手のしぐさを読みとって判断することも可能になる。

ケーススタディ——シーラとデニスの場合

デニスからディナーの招待を受けたシーラは、ばっちりおしゃれして行くことに決めた。美容院に行って髪にブロンドのメッシュを入れ、念入りにお化粧をして、ちょっとだけ肌が露出するセクシーなドレスに身を包む。ハイヒールをはき、揺れるイヤリングを耳にあしらい、フランス製の高価な香水を耳たぶに軽くつけた。デニスの家に着いたシーラは、見事な演出ぶりに感動した。照明は低く抑えられ、心地よい音楽が静かに流れ、暖炉には赤々と炎が揺れている。デニスはきれいな花束をシーラに渡し、キャンドルのともるテーブルに彼女を案内した。そしてシャンパンをグラスに注ぐ。雰囲気に酔いしれるシーラは、デニスから漂う香りに気がついた——以前彼女が好きだと言ったイヴ・サンローランのオピウムだ。

デニスにうながされて、シーラは自分の仕事のこと、今日あったことを話した。デニスは笑顔を浮かべてじっとシーラを見つめ、熱心に耳を傾ける。この人は何て思いやりがあって、感受性が豊かなんだろう――いままでデートした男とは雲泥の差だわ。シーラはすっかりのぼせていた。きっとデニスも同じように感じているにちがいない。

このロマンチック・ディナーも、ひと皮むけば嘘で塗りかためた状況ということになる。デニスのしたことは、すべてシーラに良く思われたいがためだ。シャンパン、ほのかな照明、静かな音楽のどれひとつとして、デニスのふだんの生活にはまったく縁がない。ふだんの話題はもっぱらスポーツのことだ。この夜の演出は、セックスに至るための巧妙な策略だったのだ。こんな風に場面を作りあげれば、シーラがやらせてくれる可能性は高いことを、デニスは経験から知っていた。

そのシーラも、デニスに負けず劣らず嘘つきだ。自分を飾りたてて、デニスの男脳を刺激するような格好をした。第9章で説明した性的シグナルを総動員して、デニスの注目を集めたのだ。この夜の二人の行動は、個人的な利益を満足させることが目的だった。だから、何から何まで嘘と偽りだらけだったわけだ。しかしそのことを当人たちに問いつめれば、当然二人とも強く否定するにちがいない。

嘘には種類がある

嘘は基本的に四種類に分けることができる。たわいのない嘘、相手のための嘘、悪意のある嘘、欺くための嘘だ。

たわいのない嘘は、身も蓋もない事実でおたがいを傷つけたり、侮辱することなく社会生活を送るために、なくてはならないものだ。相手のための嘘とは、他者を助けることを目的につく嘘を指す。たとえば戦争中、ユダヤ人をかくまった農民が、ナチに詰問されても嘘をつきとおしたという逸話がある。また自動車事故でからくも救出された子どもに、お父さんもお母さんもだいじょうぶだよととりあえず嘘をつくのも、子どもの心の傷が深まるのを防ぐためだ。治る見込みのない患者を元気づけようとして医者がつく嘘も、この嘘に分類される。薬効はないものの、治ると信じている患者に与える偽薬もその一種だろう。

三〇〜四〇パーセントの患者には、偽薬がほんとうに効果を発揮するという。

悪意のある嘘は、自分の利益のために相手を傷つけたり、不利な立場に追いやるときにつく嘘だ。シングルマザーのゲリは、あるとき息子の遊び友だちの父親と知りあった。知的でユーモアがある彼は、ゲリに並々ならぬ関心を持っているらしく、ゲリもまんざらではなかった。ところがゲリの友人のマージーが、すかさず横やりを入れた。彼女はゲリに、あの男は有名な女たらしで、いままで何人泣かせたかわからないと吹きこんだのだ。男性との交際に慎重だったゲリは、当然のことながら彼を避けるようになった。それから一か月後、ショッピングセンターで彼女が目撃したのは、彼と腕を組んでうれしそうに歩くマージーの姿だった。

欺くための嘘には、隠蔽と虚偽という二つの形がある。隠蔽とは、嘘をつくというより真実をわざと告げない行為だ。もしゲリが別の友人から、男の悪い一面を知ったとしよう。彼は過去に恋人をだまして全財産を巻きあげ、逃げだしたことがあったらしい。もしゲリがそのことをマージーに知らせなかったとしても、それ自体は悪いことではない。だいたいマージーは聞く耳を持たないかもしれない。しかしゲリが、マージーには内緒にしようと決め、そのことで嘘をついたという良心の呵責を感じたならば、それは欺くための嘘ということになる。

もうひとつの虚偽とは、誤った情報をあたかも事実であるかのように伝えることだ。マージーは目当ての男をライバルに取られないよう、偽りの情報をゲリに教えた。この種の嘘はまちがいなく意図的なもので、偶然はありえない。

悪意のある嘘は、自分が得をするため、または復讐のためにつくことが多い。俳優や政治家、大富豪といった有名人が対象になることもある。また競争相手の評判を落とし、決定的な打撃を与えるための武器にも使われる。企業でも、ライバル企業の財務状況が悪いという噂を流すことがある。悪意のある嘘は、その内容がどんなに突拍子もないものでも、一度出たらなかなか消えない。

嘘つきにも種類がある

「生まれついての嘘つき」は、相手を欺く能力に自信があって、子どものときから他人をだましてばかりいた人だ。ほんとうのことを言ったらお目玉を食らうので、親に嘘をついてごまかすことを覚えた場合が多い。大きくなったらその能力を活かして、セールスマンや役者、政治家、スパイになったりする。

「嘘がつけない人」もいる。子どものとき、嘘はぜったいに通用しないと教えこまれ、実際に嘘をつくたびにおとなに見抜かれてきたような人だ。「自分は嘘がつけない人間」と言いはって、誰かれかまわず真実を言いまくって、周囲を怒らせ、トラブルを引きおこす。

女にとっていちばん危険なのは、「ロマンチックな嘘つき」だろう。妻がいることを隠しとおしたり、女の気を惹くために弁護士や医者を気どるような嘘つきだ。しかしこういう連中が語ることは、本人の想像の産物でしかない。ロマンチックな嘘つきのねらいは、たいてい金かセックスで、女の家に転がりこむこともある。だまされているあいだ、女は愛されているという幻想を抱きつづける。

セラピストのところには、頭が良くてお金もあるのに、ロマンチックな嘘つきの被害にあった女たちが大勢詰めかける。彼女たちはなぜか、同じような男に何回でもひっかかってしまう。お金やものを失ったこともさることながら、自尊心が傷つけられた打撃は深刻で、彼女たちは男を信用できなくなる。

・

ロマンチックな嘘つきは、ひそかにジェームズ・ボンドを気どっている。

ロマンチックな嘘つきはどこにでも生息しているが、とくに多いのは、誰もが身分を隠して参加できるインターネットのチャットだ。そういう男にだまされる女は鈍くて頭が悪いと思われがちだが、実はそうではない。ロマンチックな嘘つきは、いかにもな作り話にしたがって演技する才能があるから、女のほうはすっかりその気になってしまうのだ。そうなると、いくら家族や友人には見えすいた嘘でも、本人にはぜったいわからない。

そういう事態を避けるためにも、親しい女友だちと取り決めを交わしておいて、もし自分が誰かに夢中になったら、ひそかに相手の品定めをしてもらおう。それは、恋愛以外の世界では当たり前に行なわれていることだ。「愛はすべてに勝つ」などと言いはって、友人の評価に抵抗する女ほど、ロマンチックな嘘つきに何度でも食い物にされるのだ。

あなたが企業の人事担当者ならば、誰かを責任ある地位に就ける前に、その人物像や過去を詳しく知りたいと思うだろう。人生のパートナー選びでも同じことだ。人となりを知る最大の情報源は、やはりその人が過去に付きあった異性である。あなたと友人がうまく算段して、そういう人と「ばったり」出会ったことにすれば、貴重な情報がたくさん得られるはずだ。相手の身辺を嗅ぎまわっているようだが、この種の身辺調査は日本ではよく行なわれている。お見合いの前に釣書を交わし、相手の生活ぶりを調べるのである。こうした手順を踏むことで、ろくでもない人間と結婚する事態を避けるのだ。人間でも品物でも、長く付きあうものは、経歴も中身も事前によく調べておくこと。ロマンチックな決まり文句や、ホルモンが引きおこす衝動に惑わされないように。

男と女、どっちが嘘つき?

ほとんどの女は、この問いに対して男だと断言するだろう。だが実験で調べてみると、嘘をつく回数に男女差はない。問題は嘘の中身だ。女は相手を気持ちよくさせるために嘘をつき、男は自分を良く見せるために嘘をつく。女は人間関係を穏便にするために嘘をつくが、自分の気持ちはなかなかごまかせない。男は争いを避けるために嘘をつき、若いころは無茶をやったと話を大きくするのが大好きだ。

女は相手を気持ちよくさせるために嘘をつき、
男は自分を良く見せるために嘘をつく。

これが男と女の嘘の最大のちがいだ。誰かが新しい服を着てきたとき、たとえジャガイモを詰めた袋みたいに見えても、女はよく似合うわよと言う。男はというと、嘘をつきたくないからなるべくかかわらないようにする。それでも意見を求められたら、「おもしろいね」とか「かわいい」ぐらいでお茶を濁すか、「何を言えばいいんだ?」「言葉が出てこないよ」と逃げる。あるいは、気にいったよとストレートな嘘をつく。だが男が嘘をつくと、たいてい女に見抜かれる。何しろ男は、実際はピザハットでピザを配達しているだけでも、世界的な大企業で物流を任されているナンバー2だと豪語するのだ。

男に聞かれたとき、女が嘘をつくしかない質問。「おれ、どうだった?」

二〇〇二年、マサチューセッツ大学のロバート・フェルドマンは、人間がどれだけ嘘をつくか調べるため、カップルが第三者と一〇分間雑談するという実験を行なった。一二一組のカップルは三つのグループにわけて、ひとつのグループには、第三者に「いい人っぽい」印象を与えるよう指示を出した。別のグループには「有能そう」な印象を与えるよう、また残りのグループには「ありのまま」を見せるように指示した。この雑談の様子はビデオ録画して、あとでカップルに見せる。そしていくつ嘘をついたか数えてもらった。嘘と言ってもいろいろで、ほんとうは好きではない人を好きだと言うたわいないものから、自分はロックバンドのスターだと言いはる大ウソまであった。

計算すると、被験者の六二パーセントは、一〇分間に二～三個の嘘をついていたことになる。

真実は自由を与えてくれる。だがその前に腹が立つ。

マル・パンコウスト

嘘のなかでいちばん多いのは、自分を偽るものだった。一日に二箱も吸うヘビースモーカーなのに、ニコチン中毒ではないと言いはる。カロリーの高いデザートを前にして、これを食べたからって、ダイエットの妨げにはならないと自分に言いきかせる。

女だって、男と同じくらい嘘をついている。ただ嘘の内容は異なる。女は相手のしぐさや声の調子に恐ろしく敏感なので、男の嘘を見破ることが多い。だから男のほうが嘘つきに思えるのだ。

男が女によくつく嘘

「おれは酔っぱらってないぞ」

この嘘はわかりやすい。「おらあ、よっぱらってらいぞー」という口調になっていたらなおさらだ。酔っていないという主張をわざわざしなければならないのは、ほんとうに酔っているからだ。

「誓ってあの女とは寝てない」

浮気をした男は、理屈に合わない嘘も平気でつく。真実を告白したところで、得るものは何もないからだ。

「前妻とのセックスはいやでたまらなかったよ」

男の人生のなかで、セックスぐらい価値が不変なものはない。いつやろうと、どこでやろうと、セックスはいつでも良いものなのだ。だから前妻とのセックスがいやだったというのは、まちがいなく嘘だ。前妻とのセックスのほうが良かったというのも、やはり嘘で、それはいまの相手を怒らせるのがねらいだ。

「僕と彼女はただの友だちだよ」

その女はただの遊び仲間で、それ以上の興味はないと言いたいのだが、でも男は決して彼女をあなたに紹介しようとはしない。この嘘にはバリエーションがあって、「彼女はレズビアンなんだ。男の友だちが欲しいだけだよ」「話相手を求めているんだ」「いま彼女は大変で、助けが必要なんだ」「病気だから来てくれって言われてね」といった言いかたもある。

嘘がばれるとき

嘘がばれるのは、感情の揺れがしぐさや言葉に現れるからだ。嘘が大きくて、気持ちの動揺が激しいと、それだけ徴候も出やすい。嘘をつくときに現れるさまざまな変化は、隠すのに相当な努力が伴う。しかも相手との関係が近ければ近いほど、嘘をつくのは難しくなる。妻を心から愛している男は、彼女に嘘をつくことができない。しかし彼が戦争で捕虜になったときは、平気で嘘をつきとおすだろう。病的な嘘つきを知る鍵はここにある――彼らは誰とも心を通いあわせることができないので、嘘が楽々とつけるのだ。

なぜ女は嘘を見破るのか

女に面と向かって嘘をつくことがどんなに大変か、男はよく知っている。もし嘘をつくのなら、電話越しのほうがいい。

相手と顔を見ながら話をしているとき、女の脳をＭＲＩでスキャンしてみると、左右あわせて一四〜一六か所が活発になっていることがわかる。これらの場所で相手の言葉を解読し、声の変化を察知し、ボディランゲージを読みとる作業が行なわれている。よく言われる「女の直感」は、こうした作業に拠るところが大きい。男の脳はコミュニケーションよりも空間能力が優先されているので、活発になるのはせいぜい四〜七か所だ。

男から見ると、女は「スーパー感覚」の持ち主なわけだが、それにはちゃんと理由がある。子育てという役目を負っている女は、赤ん坊がご機嫌なのか、おなかが空いているのか、どこか痛いのか見きわめなくてはならない。また住みかに近づいてくる人間が、敵か味方かということもすばやく判断する必要がある。そうした能力がないと、危険から自分や子どもを守るすべがない。だから女は、動物の気持ちを読みとることも得意で、犬がうれしいのか、悲しいのか、怒っているのか、恥ずかしがっているのか察知できる。獲物をしとめるのが最大の目的である男には、想像もつかない話だ。

前に説明したように、女の脳はマルチトラックな配線になっているので、一度にいくつもの情報を処理できる。だから自分がしゃべっているあいだ、相手の言葉を聞きとり、そのうえボディランゲージまで解釈することもお手のものだ。モノトラックな男脳は、一度にひとつの情報に集中するので、身体が発するメッセージのほとんどは見過ごしてしまう。

ＦＢＩの捜査官は、人が嘘をつくときに起こるかすかな変化をとらえ、分析する訓練を受ける。そのとき役に立つのは、スローモーション撮影の映像だ。たとえばビル・クリントンは、モニカ・ルインスキーについて質問されたとき、答える前に一瞬眉をひそめた。女の脳はそういう動きを見逃さない。だから女をだますのは難しいし、交渉の場では男より女のほうが洞察力を発揮する。

なぜ女はいつまでも忘れないのか

イーストカロライナ大学で心理学助教授を務めるエリック・エバハートは、ニューヨーク州立大学バッファロー校の研究者と共同で、八歳から一一歳の子どもが人の顔や表情を認識するとき、脳のどの部分を使うかを調べた。すると男の子は主に右脳を、女の子は左脳を使っていることがわかった。女の子は表情のちょっとした変化に気づき、相手の気分を察するのがうまいが、それは左脳を多く使っているからだという。

女は相手のついた嘘をいつまでも覚えていて、言った本人が忘れたようなこともあとで指摘できる。それは記憶の保管と取りだしを行ない、言語をつかさどる海馬という部分に鍵がある。女の子の海馬にはエストロゲン受容体がたくさんあるため、男の子より海馬の成長が速いのだ。海馬が発達している女は、ことに感情が高ぶった話題に関しては、恐ろしいまでの記憶力を発揮する。

男へのアドバイス

女に面と向かって嘘をつこうとしても、それは時間のむだ。どうがんばっても失敗する。嘘をつくなら電話をかけるか、電子メールにする。女は嘘を暴く能力が優れているだけでなく、嘘をつかれた事実をいつまでも記憶していて、あとでそれを武器として繰りだす。

嘘、不正、盗みは若者の専売特許

他人を欺くのは若者が多い。二〇〇二年、アメリカでハイスクールの生徒三二四三名、カレッジの学生三六三〇名、成人二〇九二名を対象に実施した調査によると、嘘、不正、盗みをいとわない人間は一五〜三〇歳がいちばん多かった。

過去一年間に商店で品物を盗んだことがあるかという問いには、ハイスクールの生徒の三三パーセント、カレッジの学生の一六パーセントが「ある」と答えた。

良い職に就くためなら、履歴書に嘘を書いたり、就職面接で嘘を言うと答えた者は、ハイスクールでもカレッジでも全体の三分の一を占めていた。またハイスクールの生徒は、一六パーセントがすでに最低一回はそういう嘘をついていた。

さらに、試験のとき不正を働いたかという質問に「ある」と回答した学生は、ハイスクールで六一パーセント、カレッジで三二パーセントもいた。


「自分がしてないことでお仕置きを受けたりしませんよね？」生徒がたずねた。

「もちろんだ」校長先生が答える。

「ああ、良かった——宿題をしてないんです」


さらに調査では、過去一年間に親に嘘をついた生徒は、ハイスクールで八三パーセント、カレッジで六一パーセントにのぼった。

一五〜三〇歳の回答者のうち七三パーセントは、「欲しいものを手に入れるためには、みんな不正を働いたり、嘘をついたりしている」と考えていたという。この調査結果によると、三〇歳を超えると倫理にもとる行為は減ることがわかった。

何もアメリカ人がみんな嘘つきということではなく、西洋諸国で実施された同様の調査でも、アメリカと同じ傾向が明らかになった。

残念ながら、これは世界のあらゆる社会に蔓延しつつある道徳危機の一症状なのだ。社会の価値観そのものが、いま大きく変わろうとしている。親は子どもに対して、正直がいちばんだと諭すくせに、誕生日プレゼントが気にいらなくても、うれしそうな顔をしろと言う。「そんな顔をしないの。楽しそうに振るまいなさい」とか、「おばあさまにキスされたとき、顔をしかめちゃだめ」といった注意もする。

つまり子どもは嘘について、矛盾するメッセージを受けとっているのだ。それは子どもの行動にも重大な影響を及ぼす。世の中の真実の多くは子どもによって指摘されるが、それを言った子どもはあとでこっぴどく叱られる。肥満した人が道を通ると、子どもは母親に大声でたずねるだろう。「あのおじさん、どうしてあんなに太ってるの?」

ほんとうのことを言って厳しい罰を受けていると、子どもは嘘ばかりつくようになる。しかし親はそのことに気がつかない。嘘つき行動は子どものときに種がまかれ、大きくなってからは、権威ある人間がきっかけとなって表に現れることが多いのだ。

みんなが自分に嘘を言っていると思うとき

この世は嘘つきだらけで、誰の言うことも信用できない。そう思うのには二つ理由が考えられる。ひとつは、当の本人がしょっちゅう嘘をついていて、ほかの人間も同じだと思っているから。もうひとつは、本人の行動が周囲の嘘を誘発してしまうためだ。実際は後者のほうが多いだろう。その人に真実を告げると感情的になったり、攻撃的になったりするので、怖くて誰もほんとうのことが言えないのだ。すぐ怒りだしたり、執念深く恨みを抱きつづけたりする相手には、誰も真実など言いたくない。怒りっぽいという印象の人は、周囲がほんとうはどう思い、何を感じているのか知ることはできないだろう。親が子どもに真実を言わせておきながら、内容が気にいらないといって子どもを罰していたら、それは自己保身のために嘘をつけと教えているのと同じだ。

まわりの人がほんとうのことを言っていないと感じたら、自分の行動や態度を見直すのが先決だ。

なぜ友人や家族の嘘はこたえるのか

親密な相手にだまされると、それだけ痛手も大きい。親しい相手だけに、こちらも信頼を寄せ、心を開いているからだ。兄弟姉妹やわが子がついた嘘は、知人の嘘より深く傷つく。それでも血がつながっているだけに、許そうと思うのが人情だ。親友がつく嘘も衝撃は大きいが、血縁関係ではないので、一時的に相手と連絡を絶つことはできる。反対に中古車のセールスマンに嘘をつかれても驚かないし、腹が立ったら二度と顔を見なければいい。

嘘つきの仮面をはがす

たいていの人は、嘘をつくことに居心地の悪さを覚えるので、なるべくその話から自分を遠ざけようとする。ＦＢＩが、虚偽のアリバイを主張する被疑者の言葉を分析してみたところ、おもしろい事実がわかった。被疑者はアリバイを語るとき、「私が（を）」という言葉を極力避けるのだ。たとえば約束をすっぽかした相手は、その理由をどんな言いかたで説明するだろう。「自動車が故障して、おまけに携帯電話の電池も切れちゃって」だろうか。それとも「僕の車がいかれちゃって、おまけに僕の携帯は電池が切れてて電話できなかった」だろうか。もし前者であれば、信憑性を疑ったほうがいい。また嘘をつくときは、そこに登場する人物を名前で呼びたがらないのも特徴のひとつだ。「モニカと性的な関係なんてない」ではなく、「あの女と性的な関係なんてない」と言ってしまうのである。

嘘つきと象

象は記憶力が優れていることで知られているが、常習的な嘘つきも象に負けていない。このあいだの週末は何をしてた？　と誰かに聞いてみよう。たいていこんな答えになるはずだ。「えーと……朝飯を食ったあと、兄貴の家に行ったんだ。それから……いや、そうじゃない。兄貴に会ったのは昼食後だ。車を修理に出したのが先だった……」

一日のできごとを振りかえるとき、時間の流れにそって順序よく思いだせることなどめったにない。ふつうは途中で口ごもったり、話の筋がそれたりするものだ。しかし嘘つきはちがう。台本を完璧に頭に叩きこんでいるので、言いまちがいなどぜったいない。

一度ならず二度までも

相手が嘘をついていると思ったら、一言一句信じている振りをして話を聞こう。向こうが自分の嘘に自信を持ちはじめたところで、同じ話をもう一回させる。優秀な嘘つきであれば、答えを何度も練習しているはずなので、ぴったり同じ話が繰りかえされるはずだ。そうしたらしばらく放っておいて、向こうにうまく嘘をつきとおせたと思わせる。そして相手がリラックスしているときに、突然もう一度質問するのだ。三度も答えるとなると、さすがに説明にほころびが出てくる。

嘘をつくときは大きなストレスがのしかかるので、声のピッチが高くなる。女から電話があったという伝言を聞いて、人ちがいだろう、そんな女は知らないと答える男の声が、カナリアみたいに甲高くなっていたら要注意だ。

言葉の行間を読む

最初は説得力のある話しぶりなのに、言葉を重ねれば重ねるほど、信用できなくなってくる——そんな経験はないだろうか?

そういうときは、相手の話にどんな単語やフレーズがよく出てくるか分析してみよう。そこには真実を隠そうとしたり、本心を偽ろうとする試みが潜んでいる。「正直言って」

「ほんとうに」「ぶっちゃけた話」といった言葉がたくさん出てくるときは、話し手がほんとうにぶっちゃけた話を正直に語っていないことを意味している。「ぶっちゃけた話、これ以上お安くできないんです」と店員が言っても、「ほんとはいちばん安いわけじゃないけど、この客にはそう言っておけばいい」ぐらいの意味なのだ。愛の告白にしても、「心から愛してる」なら信用できるが、「疑いようもなく」がくっつくと疑う理由が出てくるし、「まちがいなく」だとまちがっているかもしれない。

「僕が言うんだから信じてくれ」という表現も、「まんまと信用するやつなら、こっちの思いどおりだ」という気持ちの表れだ。「信じてくれ」は、嘘の大きさに比例して強い言いかたになる。話し手も内心は信じてもらえないと思っているし、自分の言葉が嘘くさいと感じている。だからこそ「信じてくれ」をくっつけて強調するのである。「冗談なんかじゃない」とか「僕がきみに嘘をつくかい？」もそれと同じ。

相手に心を開いて、正直に真実だけを伝えるつもりなら、自分のしていることを相手に納得させる必要もない。

ただの口癖でこういう言葉を連発する人もいるが、正直な発言の前にもそれをくっつけてしまうので、かえって信用されない。他人となかなか信頼関係を築けない人は、自分にそんな口癖がないかどうか、親しい友人や同僚に聞いてみるといい。

「これでよし」とか「いいよね」といった表現は、話し手と同じ視点を受けいれることを聞き手に強要している。「きみも賛成だろう、そうだよね?」と言われれば、いやでもうなずかざるを得ない。だがこの言葉の裏には、話の内容を聞き手がちゃんと理解し、受けいれているのかという話し手の疑問も隠れている。

「たった」と「~だけ」

「たった」や「~だけ」などの表現は、前後に来る言葉の重要性をなるべく小さく見せることで、話し手の罪悪感を軽くしたり、責任を転嫁するときに使われる。「たった五分しかかかりません」と言う人にかぎって、一時間ぐらい平気で相手を拘束する。「五分時間を下さい」のほうがはっきりしているし、信用できる。「一〇分」という時間表示も実はあいまいで、二〇分から一時間までいろいろな長さになりうる。「たったの九八〇円」「前金は三〇〇〇円だけ」といったうたい文句にしても、身ぐるみをはぐことはしませんという意味に過ぎない。

「しょせん人間のやることだから」は、自分の失敗に責任を取りたくない者がよく使う。「愛してるって言いたかっただけなんだ」これは「愛している」とはっきり言えない気弱さを隠すためだ。また「彼女はただの友だちさ」という男の言葉を、そのまま信じる女はいない。

相手が「たった」とか「~だけ」という表現を使ったら、いったい何を小さく見せたいのか考えたほうがいい。自信がなくて本心を伝えられないのか？　こちらを欺こうとしているのか？　責任逃れをたくらんでいるのか？　「たった」「～だけ」という表現を、話の流れと合わせて分析すれば、自然と答えが見えてくる。

「やってみるよ」

「やってみる」というのは、失敗しそうだ、あるいは失敗するにちがいないと思っているときの言葉であり、もともと成功の経験が乏しい人がよく使う。「とてもできそうにない」と意味は同じだ。

そして最終的に失敗すると、「がんばってみたんだけどね」という言い訳が飛びだす。ここまでくれば、まじめに努力するつもりも自信もなかったことが明白だ。そういう相手には、「やる」のか「やらない」のかという形で意思を表明させよう。「やってみて」失敗するぐらいなら、最初から「やらない」と言ってくれたほうがいい。「やってみる」には、「ひょっとしたら」ぐらいの確かさしかない。

「ごもっとも」という表現は、話し手が聞き手のことを少しも尊重しておらず、それどころか軽蔑していることを表している。「そのご意見は実にごもっともですが、賛成いたしかねます」と言われたら、遠まわしではあるが「たわけたこと言ってんじゃねえよ」と同じ意味になる。話し手は相手に打撃を与えることが目的で、ただ倒れたときにけがをしないよう、クッションを置いてやっているだけだ。

話をもっともらしくして信用させるために、よく使われる表現を次に紹介する。ただしこれを言ったからといって、かならずしも相手は嘘をついているわけではない。文脈のなかで判断することが大事。


「信じてくれ」

「嘘をつく理由なんかない」

「正直言って」

「ほんとうのことを言うとね」

「どうして僕が嘘なんかつく?」

「きみだから正直に／包みかくさず／ほんとうのことを言うよ」

「僕がそんなことをすると思う?」


人間を超越した存在を引きあいに出して、追及をかわそうとするのも嘘つきの常套手段だ。

「神にかけて真実だよ」

「母親の墓の前で誓うよ」
「神さまが証人だ」
「神さまに誓う」
「嘘だったら天罰が下るよ」

信仰心が篤い人は、宗教の教えに従って誠実に生きているはずだから、他人を納得させるのにこんな言葉を使う必要はない。ローマ法王が「父の墓前で誓って真実を語る。もし嘘だったら天罰が下る」などとは言わないだろう。

さらに嘘つきは神さまだけでなく、自分が属する組織や家族まで利用する。

「そんなことはするな、と両親に言われてました」
「僕は忠実な社員ですよ」
「僕はほかならぬこの組織の一員なんですから」
「私はそんな種類の人間ではありません」
「そんなことをするほど卑しい人間じゃありません」

ちゃんとした道徳観の持ち主は、そのことをいちいち証明する必要はない。自分の価値観に従って生きていればいいし、周囲も認めてくれる。いままで紹介したような決まり文句は、すべて嘘つきが答えをごまかすための手段なのだ。

最新技術で嘘をあばく

科学の進歩のおかげで、テクノロジーを使って嘘を見抜く方法も開発されている。なかでもよく知られているのはポリグラフだろう。人間は嘘をつくとき、呼吸や血流、発汗、心拍数など生理的な変化が起こる。そこに目をつけて、呼吸数や心拍数などを測定するのがポリグラフだ。ポリグラフの信頼性については、激しい議論が戦わされてきた。しかし、全米ポリグラフ協会が二五年間にわたって行なってきた二五〇以上の研究によって、ポリグラフを使った検査結果は有効であると立証されている。とくに、コンピュータ処理を行なう最新システムでは、精度は一〇〇パーセントに近いという。アメリカのトークショーではポリグラフはおなじみで、出演者が無実かどうか、またパートナーが浮気をしていないかどうかを突きとめるのに使われている。

ただし法廷では判事が認めないかぎり、いまだにポリグラフテストの結果は証拠として採用されない。熟練した嘘つきは態度が堂々としており、ポリグラフテストを楽々と通過してしまうのだ。反対に嘘をついていないにもかかわらず、不安感が生理的な変化を引きおこし、嘘をついていると判定されることもある。生理的な反応の個人差も、ポリグラフの信頼性を揺るがす要因になっている。

声帯が語ること

音声緊張分析器は、被験者の言っていることがほんとうか否か、またどれくらいストレスを受けているかを電気的な手段で検知する装置だ。この装置は、危機に直面したときに人間が本能的に見せる反応をはじめ、よく知られている生理的な変化を計測する。とくに有効なのは、電話やテープレコーダーの音声だとされており、一〇の嘘のうち八個は発見できるというのが分析器メーカーの言い分だ。ポータブルなタイプだと、一台五〇ドル前後で買うことができる。嘘をついているときは、声帯に流れこむ血液が減少するので、声の調子も変わってくる。アル・ゴアとジョージ・ブッシュが戦った大統領選挙のとき、『タイム』誌がこの装置を使って両者の声を分析した。すると三回のディベートで、ブッシュは五七回、ゴアは二三回嘘をついたという結果が出た。

嘘をついている脳を分析する

ペンシルベニア大学スクール・オブ・メディシンのルーベン・ガーとダニエル・ラングレーベン両教授は、脳の活動を探る機能的ＭＲＩを使って、嘘をついているときと真実を語っているときでは、脳の働きも異なることを突きとめた。この実験では、一八人の被験者全員をＭＲＩ装置につないだ状態で、トランプの一枚――たとえばハートのエース――と二〇ドルを与える。それからコンピュータ画面にカードを表示するのだが、それが手持ちのカードと同じハートのエースであっても、ちがっていると嘘をつかなければならない。もしコンピュータをうまくだませたら、報酬がもらえるという設定だった。ただし実際には、被験者が最初にもらったカードはコンピュータに入力してあるので、嘘であることは明らかだった。

こうして被験者の脳をスキャンすると、嘘をついているときは額の中心から七センチほど奥にある、前帯状皮質が明らかに活発になることがわかった。

ガーとラングレーベンは、この発見によってポリグラフ検査は無用になると考える。嘘をついているときと、休暇が近くなってわくわくしているときでは、考えていることはまったく異なるのにポリグラフではまったくちがいが出ない。しかしＭＲＩスキャンでは、脳の部位まで明らかになるのでちゃんと区別ができる。

テキサス州サンアントニオにあるテキサス大学リサーチ・イメージング・センターのジア・ホン・ガオ助教授も、同様の実験を行なった。すると、人が忘れた振りをするときは左右の大脳半球がかかわっていることがわかった。画像データは、とくに活発になるのが前頭葉前部、前頭葉、頭頂葉、側頭葉、皮質下の四つの領域であることを示した。頭頂葉は、脳の計算機のような役目を果たすところだ。

声も手がかりになる

嘘つきを声から見破るには、声の高低、速さ、大きさの三つが手がかりになる。人はストレスを受けると、声帯が緊張して声が甲高く、大きくなるだけでなく、話しかたも早口になる。嘘をつくとき、七割の人は声が高くなるという研究結果もある。しかし反対に、自分の嘘をもっともらしく仕立てあげようと思ったら、声を落とし、わざとゆっくりしゃべればよい。真実を曲げて話しているときに不意を突かれると、「えー、その、つまり」といった言葉や空白が増え、言葉につまずくようになる。嘘をおさらいする時間がないからだ。これは女よりも、脳に言語コントロール中枢が少ない男のほうに顕著に見られる。早口で不明瞭な発音でしゃべる男は、嘘をついていると思っていい。嘘をつくために彼の頭は同時にいろんなことを考えていて、脳は苦手な並行処理を必死にこなしているはずだ。

これまで説明してきた特徴は、一定のストレスを受けているときに現れるものであって、嘘をついている絶対的な証拠というわけではない。割合としてはごくわずかだが、嘘をつくときにまったくストレスを経験しない人もいる。また政治的なイデオロギーや宗教に凝りかたまった人は、それを頭から信じきっているので、嘘を口にしても生理的な変化は起こらない。

ボディランゲージを読みとる

疑いや不安を抱いていたり、話を大げさにしたかったり、嘘をついているときは、手を顔にやるしぐさが増える。これは男女に関係なく現れる。ただし男のほうが頻度が高く、また動きが大きいので見ていてわかりやすい。具体的には、まぶたや鼻をこする、耳をひっぱる、衿に指をひっかけるといったことだ。ビル・クリントンがモニカ・ルインスキーとの関係について大陪審で質問されたとき、鼻や顔に二六回も触れたと記録されている。

ただしボディランゲージは、ひとつの動きだけですべてを解釈してはいけない。まぶたをこする動作にしても、ほんとうに目がかゆいのかもしれないし、疲れているのかもしれない。ただ嘘をついているときは、そのシグナルが少なくとも三つは確認できるはずだ。鼻を触り、まぶたをこすり、耳をひっぱり、首をかき、唇に指を当てていたら、その人の頭のなかには、あなたに話していない別の考えが存在していることになる。それに加えて、「信じてくれ」「正直言って」「きみにだけは包みかくさず話すよ」と言う男がいたら、嘘をついていると思ってまちがいない。

笑顔

嘘をついているときだけでなく、真実を話しているときも笑顔は出る。しかし真実の笑顔はすばやく現れて、しかも左右対称だ。だが偽りの笑顔はゆっくり浮かびあがり、左右が同じではない。いわゆる「ゆがんだ」笑いになる。本心ではない感情を表に出そうとするとき、顔は左右対称にならないのである。

目は口ほどに……？

嘘をついているときは、相手の目を見て話せないとよく言われている。これは西欧文化で育った人には当てはまるが、アジアや南アメリカ諸国ではかならずしもそうではない。これらの地域の人びとは、相手の目をじっと見ることは無作法であり、攻撃的な態度とされているからだ。それに経験豊富な嘘つきは、相手の目を見ながらでも平気で嘘がつける。だから目をそらすことは、あくまで嘘をついている可能性を示しているにすぎない。

まばたきの回数も重要な手がかりだ。無理に相手の目を見ていると、緊張して目の表面が乾きやすくなるので、どうしてもまばたきが増える。視線の方向も見逃してはならない。相手に何か質問をして、答えるときに視線がどっちの方向を向くか確かめてみよう。実際にあったことを思いだそうとするとき、右利きの人は主に左脳を使うので、視線は右を向く。そうではなく話をでっちあげるときは、反対に右脳を動員しているので、目は左に寄るのだ。簡単に言えば、右利きの嘘つきは左を、左利きの嘘つきは右を見る。この反応は自動的なもので、意識的に偽装することは難しい。これだけで嘘をついていると決めつけることはできないが、強力な手がかりになる。

ピノキオ効果

体内の血流を映しだす特殊カメラを通して見ると、嘘をついているときは鼻が大きくふくらんでいるのがわかる。これは血圧が上昇したためだ。こうなると神経の末端が刺激され、鼻がむずがゆくなる。嘘をついているとき、なにげなく鼻をこすってしまうのはそのせいだ。ただしこの動作は、怒ったときや動揺したときにも見られる。シカゴにある味覚嗅覚療法研究財団は、嘘をつくとカテコールアミンと呼ばれる物質が分泌され、鼻の内部組織を膨張させることを発見した。直接見ることは難しいが、男の場合はペニスも膨らんでいるという。だから男の話が嘘か真実かどうしても確かめたいときは、パンツを引きずりおろせばいい。

嘘をついているとき、男がふと見せてしまう表情やしぐさにはほかにどんなものがあるだろう。

・顔の筋肉がひきつる。表情を出すまいと脳が努力している証拠だ。

・目を合わせようとしない。視線がよそを向く。その部屋にドアがあれば、かならずそのほうを見る。
・腕や脚を組む。これは自己防衛本能が働いているからだ。
・笑っているが唇は堅く閉じている。これは誠実そうな態度を装うためにわざと作る笑顔で、男女に関係なく見られる。
・瞳孔が小さくなる。
・早口になる。嘘の話を早く終わらせたいから。
・「イエス」と口では言っているのに首を横に振る。その反対もある。
・両手を隠す。男は両手をポケットに入れるので、嘘をついていることがばれやすい。
・言いまちがいが増えたり、口ごもったりする。このとき本人は自分が嘘をついてることを自覚していない。
・大げさに親しみを表したり、笑ったりする。好感を抱かせ、嘘を信じさせようとする試みだ。

だまされないためのテクニック

・相手より高い椅子に腰かける。こうすることでさりげない威嚇を与えられる。
・脚も腕も組まず、椅子の背にもたれる。真実を「受けいれる」姿勢をはっきりさせる。

・こちらの知っていることを決して明かさない――嘘だとわかっていることもすぐ指摘しない。
・相手との距離を縮める。個人的な領域にまで入りこまれると、相手は落ちつきをなくす。
・相手の姿勢や身体の動きをそっくりまねる。こうすると両者のあいだに親密さが生まれ、嘘がつきにくくなる。
・相手のスタイルに沿って相槌を打つ。「そんな風に聞こえたんだ」と相手が言えば、聴覚でものを考えている。だから「たしかにそういう言いかたね」と応じる。「事前に見ぬいておくべきだったんだ」という言いかたは視覚中心の思考を表しているので、「そういう見かたもできるわ」とうなずく。相手がどの感覚で思考しているかを知るには、アルファベットを最初から言ってもらえばよい。教室に貼ってあるアルファベット表をじっと見るように暗誦する者、アルファベットの歌を歌いだす者もいれば、テーブルに指で文字を書く者もいるはずだ。それぞれ視覚、聴覚、触覚を頼りにものを考えていることがわかる。こうして相手の思考スタイルに寄りそって話をすれば、二人の距離が近くなって嘘をつきづらい雰囲気になる。
・真実を打ちあける機会を作る。聞きまちがいをしたり、正しく理解できなかった振りをして質問をしなおすことで、向こうが前言を取りけして真実を言う道を作ってやる。

・冷静さを保つ。驚きも衝撃も顔に出さない。向こうが何を言っても、淡々と受けとめる。否定的な反応を見せたら最後、相手はほんとうのことを言わないだろう。
・なじらない。「どうして電話してくれなかったの?」「誰かほかに付きあっている人がいるの?」といった攻撃的な質問をすると、相手は頑なになるだけだ。「どこにいたの? もう一度言ってちょうだい」「レストランには何時に着いたんですって?」といった柔らかい聞きかたにしよう。
・最後のチャンスを与える。嘘をついたことは知らない振りをして、「こういうことが二度と起こらないようにするには、どうすればいいかしら?」と問いかける。何とかおとがめを受けずにすんだ相手は、これから行ないを改めるだろうし、最悪でも同じ嘘を使わない言い訳を考えるはずだ。

では最後に、女性の読者から寄せられた男の嘘とその本心を紹介しよう。

「男の嘘」辞典
「バターが見つからないよ」——そんなものは存在しないにちがいない。
「これは男の話だ」——合理的な説明はできない。(この言葉は、女にとって許しがたい行動をしたとき、男が言い訳に使う。）

「夕食の準備を手伝おうか？」――なんでテーブルに食事が出てないんだ？

「最近身体を動かすようにしてるんだ」――（リモコンの電池が切れただけ。）

「遅刻してしまうぞ」――だから車をぶっとばしてもいいよな。

「まあちょっとゆっくりしろよ。きみは働きすぎだ」――掃除機の音がうるさくてテレビが聞こえないじゃないか。

「なるほど、興味深いね」――まだしゃべってたのか？

「僕たちの愛を証明するのに、モノなんか必要ない」――誕生日のプレゼントを買いわすれたよ。

「いい映画だったなあ」――銃とナイフと裸の女が出てきて、車が暴走する映画だった。

「僕の記憶力が悪いのは知ってるだろう」――テレビアニメのテーマソングなら全部歌えるし、最初にキスした女の子の住所も、いままでに乗った車の登録番号も全部言える。ただきみの誕生日は忘れちゃった。

「きみのためにバラを買ってきたよ」――街角で花を売ってた女の子が、すっごいスタイルのいい美人だった。だから近づいてよく見たかったんだ。

「救急車を呼んでくれ！　死んでしまう」――指先を切った。

「聞こえてるよ」――何の話か少しも聞いてない。おしゃべりをやめてくれ。

「それを着たきみってすごくいいよ」――もう腹ぺこなんだ。試着はやめて、それに決めてくれ。

「寂しかったよ」――靴下がどこにあるかわからないし、子どもたちはおなかを空かせてる。トイレットペーパーも切れちまった。

「道に迷ってなんかない。ここがどこかちゃんとわかってる」——生きて家に帰りつくのは不可能だ。

「いいドレスだ」——いいオッパイだ。

「愛してるよ」——セックスしよう。

「踊りませんか?」「そのうち電話してもいい?」「食事/映画なんかどう?」——いつかセックスしたいんだけど。

「僕と結婚してくれる?」——きみがほかの男とセックスすることを非合法にしたい。それから、母親の代わりが欲しい。

「疲れてるみたいだね。マッサージしてあげよう」——いまから一〇分以内にセックスしたいんだけど。

「おしゃべりしよう」――僕が誠実で中身の濃い男だと印象づけたいな。そうすれば、きみは僕とセックスする気になるかも。

「僕は家事を分担してるよ」――身体を拭いたタオルを、洗濯かごのそばに置いたことが一度だけある。

「彼女なんか、けんかっぱやいレズビアンのフェミニストじゃないか」――彼女は僕とセックスしてくれなかった。

男は女を理解できないし、女も男を理解できない。しかしこの事実を、男も女も永遠に理解できない。

第13章　男が狩りをやめるとき

◎引退後の人生

先進諸国では、高齢者の数がたいへんな勢いで増えている。医療技術の発達によって、老後はますます長くなるいっぽうだ。現役を引退してから余生を一〇年過ごす人は、この六〇年間に倍増した。

一九四〇年以前は、六五歳より長生きする人は全体のごくわずかに過ぎなかった。生活も貧しく、死ぬまで働きつづけたり、子どもの世話になるしかなかった。

一九四〇年代まで、人間の平均寿命はせいぜい四六歳だった。しかし二〇二〇年代に入るころには、世界平均で七二歳にまで延びているだろう。六〇歳以上の人口が一〇億人になる計算だ。

ベビーブーマーの悩み

第二次世界大戦が終わってしばらく、出生率が爆発的に高くなった時期があった。一九四六年から六四年までに生まれたベビーブーム世代は七六〇〇万人もいて、そのなかでも年長の人びとがそろそろ定年を迎えようとしている。

老齢年金への加入を義務づけている国はたくさんあるが、問題は年金をおさめる人と、年金を受けとる人の割合だ。アメリカの場合、一九五二年に9対1だったこの割合が、いまでは4対1になっている。日本では二〇一〇年までに、高齢者ひとりを現役世代二人で養うことになる。日本人の寿命が世界でいちばん長いことも、この問題に拍車をかける。一九九三年に生まれた日本人女性の平均余命は八二・五一歳、男性は七六・二五歳だ。

いまや世界のどの国も、高齢化問題に直面している。金融機関は個人年金の売りこみに余念がないし、書店には引退後の生計プランについての本がずらりと並んでいる。引退する人を対象にしたカウンセリングも花盛りだ。高齢化が進むにつれて、これまであまり注目されていなかった問題も浮上してきた。ひとつは、現役引退が男に及ぼす心理的な影響であり、もうひとつは引退によって変わる夫婦関係である。

ケーススタディ——グレアムの場合

グレアムは会社を定年退職した。そしてわずか二週間後には、プールも庭もあって、海がすぐ前に広がる美しい家を買い、妻とともにそこに引っこした。この家でグレアムは、現役時代の休暇と同じような、享楽的な暮らしを送るつもりだった。しかし忙しい仕事の合間にひねりだした休暇と、引退したあとの余生はまったく別物だったのだ。

いま引退を迎える世代はみんなそうだが、グレアムも四〇年間、仕事ひと筋の人生を送ってきた。毎朝起きたときには、その日の予定はきっちり詰まっていた。しかし退職したとたん、何もすることのない生活に突然切りかわったのだ。あり余る時間をはたして埋められるのか、グレアムは不安になってきた。

ビジネスの世界では、グレアムの名はよく知られ、大きな尊敬を集めていた。重要な役職に就き、会議に出席し、新人を育て、いろんな難問を解決してきた。だがこの海岸では、グレアムのことを知っている人はいないし、誰も彼の意見を求めてこない。輝かしい地位は過去のものになってしまった。仕事で人とかかわり、刺激を受けていた日々が懐かしい。

グレアムは急行列車から、いきなり鈍行列車に乗りかえたようなものだった。以前は時間を節約するために、一度にいくつもの用事をこなしていたものだ。いまはたったひとつのことでも、なるべく引きのばして時間をつぶさなくてはならない。ビジネスの助言を求めてくる人がいるかと期待したが、そんな電話はついぞ来なかった。最初のうちは、現役時代の友人とも連絡は取っていたが、それもだんだん間隔があいてくる。昨日までは誰からも一目置かれていた自分が、今日はもう透明人間になっていた。

自分の存在意義を見失ったグレアムは、妻のルースにかまってもらいたがるようになった。彼女につきまとって、あれこれ口を出す。「昼ごはんは何だい？」というのが、グレアムの口癖になった。夫が働いていたときは、ルースは自由に過ごせる時間がたくさんあった。それがいまでは、一分一秒たりとも夫がそばを離れるときがない。しだいに夫婦のあいだもぎくしゃくしてきた。

それでも時間がたつにつれて、グレアムとルースには新しい友人もできた。しかし彼らとランチやディナーをいっしょにすることが多くなると、グレアムは体重がかなり増えてしまった。日光浴にも飽き飽きしていたし、庭仕事もしない。海で泳ぐこともめったにない。現役時代には想像もできなかった人間になってしまった。仕事に明け暮れていた日々を、グレアムは懐かしく思いだす。ときにはそのころの夢を見ることさえある。健康状態も思わしくなかったが、グレアムは医者にも相談しなかった。

夢の引退生活がはじまってわずか一年半後、グレアムは心臓発作を起こした。

男と女の老後はちがう

男と女では、老いの迎えかたは同じではない。そして男女の脳のちがいが顕著に現れるのが、現役を退くときだ。

労働人口の四～五割を女性が占める今日では、現役を引退するときの心理的な問題は男女に関係なく降りかかってくると思われている。しかし男と女では脳の作りが異なり、ものごとの優先順位もいっしょではない。だから実際には、男女の悩みはまるでちがう。男の場合は、現役引退というできごとは大打撃であり、場合によっては寿命を縮める結果にもなる。それはちょうど、宝くじで高額賞金が当たったのを機に、人生が狂っていくのとよく似ている。

引退後に男が直面する問題については、研究も盛んに行なわれているし、本もたくさん書かれている。しかし妻についてはほとんど触れられていない。妻にとって最大の問題は、引退した夫とどう付きあうかということだ。

女は第二の人生をどう過ごすか

男にくらべると、女は引退後の生活に支障なく移れるようだ。男は仕事と業績を自らの拠りどころにするのに対し、女は人間関係の質で自分の価値を決める。人生でいちばん大切なものは?という質問をすると、男の七～八割は仕事と答えるのに対し、女の七～八割は家族と答える。女は現役を退いたあとも、それまでに築きあげた社会的なネットワークを保ちつづけるし、新しい人脈を簡単に切りひらいていく。いままで続けてきた活動はやめないし、時間がなくてできなかった新しいことにも挑戦する。

第二の人生を迎えた女は、自分の興味や趣味を伸ばしてくれる活動をはじめることが多い。もう一度学校に通ったり、ボランティアをしたり、スポーツクラブに入会したりする。女が選ぶ活動はほぼ例外なく、他人と交わるものだ。

また女の場合、アイデンティティは一種類だけではない。時と場合に応じて、稼ぎ手になったり母親になったり、祖母、主婦、社交家の役割を果たしたり、介護者、仲間、妻、恋人にもなる。そのすべてを一度にこなすことも多い。だから稼ぎ手の役目が終わっても、それ以外の顔はずっと続いている。言いかえれば、女は自分のアイデンティティを一生持ちつづける。女の人生に引退などないのだ。

ケーススタディ――ピーターとジェニファーの場合

ジェニファーは、夫のピーターが現役の活動を終え、いつもそばにいてくれる日をずっと待ちのぞんでいた。それまでピーターは仕事仕事の毎日で、残業は当たり前、週末さえ会議や付きあいでつぶれることが多かった。でもこれからは時間がたっぷりある。ジェニファーは老後の生活を、第二のハネムーンのように夢見ていた。

しかし、いざ定年になったピーターは、朝から晩まで不機嫌だった。毎日何をするでもなく、家のなかでじっと座ったまま動かない。そして、自分がいなくても会社がうまく動いていること、同僚や部下がアドバイスを求めてこないことをひたすら嘆いている。最初のころは、ジェニファーも夫からの働きかけを期待して、いっしょに家にこもっていた。だがこのままでは、夫に巻きこまれて自分の人生まで惨めなものになってしまう。そう思ったジェニファーは、積極的に友人と出かけるようになった。週に三回泳ぎに行き、テニスを楽しみ、美術講座も取った。やがて地元のカレッジでイタリア語も習うようになり、彼女が家にいる時間はどんどん少なくなっていった。

彼女は親しい友人にこうもらしている。「私は第二の人生を楽しんでいるわ。何しろ自由だもの……ひとつだけ嫌なのは、一日を終えて家に帰らなくちゃならないことよ。いままで私は、ピーターの何を見ていたのかしら。こんなに長いあいだともに生きてきて、私たちに共通点が何もないことに、いまやっと気がついたの。最近では、彼のことを愛しているのかどうかも自信がなくなってきたわ。彼といっしょにいたいのかどうかもわからない」

定年退職した夫とどう折りあいをつけるか。これは女が直面する深刻な問題のひとつだ。へたをすると夫婦のあいだに争いが生じ、たくさんの涙が流れて、とうとう離婚という結果にもなりかねない。引退した夫は妻にべったりで、妻の人生を支配しようとする。その態度は、かつて部下にしていたのとまったく同じだ。そして妻が求めてもいない解決策やアドバイスを押しつける。あまつさえ、自分が惨めなのはおまえのせいだと非難する。

夫と妻がともに七〇歳の夫婦がいた。妻が正しい食生活と運動を心がけていたおかげで、二人とも健康状態は良好だった。ところがある日、二人は交通事故で死んでしまった。天国の入り口にやってきた夫婦に、聖ペテロが天国での新生活を紹介してくれることになった。

最初に見せられたのは、信じられないくらい壮大な豪邸だった。「値段はいくらですか？」夫が聞くと、ペテロは答えた。「ただですよ。ここは天国なんですから」

豪邸の背後には、広々としたゴルフコースがあった。「ここの会員権はいくらぐらいするんです？」と夫。するとペテロはまたしても、「ここは天国だから、お金はかかりません」と答えた。

三人は隣のレストランに入った。メニューを開くと、そこには贅を尽くした高級料理の名前がずらりと並んでいる。「しかし私らは、低脂肪、低コレステロールの減塩食しか食べないんです」夫が言うと、聖ペテロは説明してくれた。「安心してください。天国ではカロリーなんてありません。好きなものをいくら食べても、太る心配はいらないし、病気にもなりません」

それを聞いた瞬間、夫は妻のほうを向いて叫んだ。「この大バカ者が！　おまえが健康食やら運動やらを押しつけなければ、あと一〇年は早くここに来られたんだ！」

なぜ男は第二の人生でつまずくのか

定年は男にとって人生の一大事だ。生涯でいちばん大きなストレスがのしかかる時期とも言える。ストレスの原因は、仕事がなくなったことではない。もっと大きなもの——つまりアイデンティティが失われたことだ。

男は定年が近づいてきても、職業人としての自分の生活が急に終わることをなかなか認めたがらない。長い年月をかけて培ってきた知識と経験はかけがえのないものであり、雇い主や同僚がその能力をむざむざ捨てるはずがないと思っている。しかし実際には、男がいなくても組織は困らないし、業務はとどこおりなく行なわれる。それは男にとって、ひどくこたえる事実だ。

この事実を直視したくない男は、コンサルタントを志したりする。相談役だったら、現役時代のようにしゃにむに働かなくてもよさそうだし、それでいて社会にはちゃんと参加できる。「お呼び」がかかればすぐに参上して、自分にしかない豊かな知識と経験で難問の解決にあたる。要するに、自分が必要とされている手ごたえが欲しいのだ。しかし、下の世代には彼らなりのアイデアや解決策があるし、新しい方法も試してみたいはずだ。男が後輩たちから相談を受けることは、ほとんどないにちがいない。

なぜ男は急に老けこむのか

男のなかには、定年後のことを軽く考えている人がいる。好きなときに好きなことをしながら、気楽にやっていけばいいと思っている。しかし、そんな気ままな生活は長続きしない。第二の人生は慎重に準備する必要がある。社会的地位がなくなり、友人や仲間が急に減った状態では、自分がひとかどの人間だと思うこともかなわず、すぐに憂うつな気分が忍びよってくる。

男のアイデンティティ喪失はいろんな意味で、愛する人に死なれたときと似ている。「拒絶」「落ちこみ」「怒り」という段階を経て、ようやく「受容」に達するのである。

気分の落ちこみは、本人の気づかないうちにはじまっている。引退した男は、まず新しい生活に失望を覚える。元気がなくなって、自分の殻に閉じこもりがちになる。自分はもう社会のお荷物で価値がないと感じ、魂が抜けたようになり、場合によっては過食やアルコール、薬物に走ったりする。しょっちゅう風邪を引き、軽い病気にかかることも多くなる。過去に自分ができなかったことが記憶としてよみがえり、絶望感に襲われる。ここまでひどくなったら、場合によっては専門家の助けを借りたほうがいい。この段階をうまくくぐりぬけないと、落ちこみが慢性化してしまい、無気力で不幸な、そして先の短い人生を送ることになる。

やがて怒りの徴候が現れはじめたら、落ちこみの段階は過ぎようとしている。ここでは、自分が陥っている苦境をとにかく他人のせいにする。「おまえたちは、俺の気持ちが全然わかってない」と、妻や家族が標的になることが多い。また定年後の準備をちゃんとさせなかった雇い主にも怒りの矛先が向けられる。なぜ会社が、パートタイムでの職場復帰や、相談役的な立場になることを渋るのか理解できず、裏切られた思いがする。

こうした怒りは、家事運営、とくに家計やスケジュール管理への執着に形を変えることもある。家族のＣＥＯ（最高経営責任者）として君臨しようとするのだ。しかし妻は口出しをいやがるので、家庭内に口論が絶えなくなる。

ケーススタディ――バリーの場合

二〇歳で配管工になったバリーは、二五歳にはもう自分の会社を作って独立していた。数字やデータが大好きで研究熱心、とくに時間管理が得意な彼は、五〇歳で引退するまでに配管工事の会社を大きく育てあげた。押しも押されもせぬボスであるバリーは、この業界では自分がいちばんだと自負してはばからなかった。

バリーが身を粉にして働いてきたのは、引退して妻のイボンヌと悠々自適の暮らしをするためだった。現役を退いたら、二人で旅行をしたり、子どもや孫に会いに行こう。しかし実際に引退してからわずか四週間で、第二の人生はイボンヌにとって悪夢となった。

バリーは家庭の一切を取りしきるボスになったのだ。家のなかのことだけでなく、イボンヌの行動までもすべて支配したがった。退職してからは、バリーが家計管理を引きうけて、月々の食費をイボンヌに渡すようになった。それだけならまだしも、バリーは金の使い道をいちいち探り、どうしてこんなものに金を使うのかと、妻を問いつめる。経済的に困っているわけではない。ただ金がどこでどんな風に使われたか、最後の一セントまで確かめないとバリーは気がすまないのだ。イボンヌは頭がおかしくなりそうだった。

ショッピングが大好きだったイボンヌだが、いまではバリーが全部取りしきる。店までの地図と買い物リストを作り、予定を組んで、いっしょについてくるのだ。もしイボンヌが予定外の店に入ろうものなら、バリーはその理由を問いただす——もう服も靴も充分持ってるんじゃないのか？

あるとき、イボンヌは新しいブラジャーを買いに出かけた。試着室の外で待っているあいだ、バリーはデータ集めにいそしんでいた。そこの店員だけでなく、よその店まで行って、情報を収集する。店には何枚のブラジャーが置いてあるのか、どうして女にはブラジャーがそんなに必要なのか、どうしてこんなに値段が高いのか、一枚がどれくらいもつのか、などなど。熟考と分析を重ねた結果、バリーは論理的な結論を導きだした。妻にはブラジャーが二枚あれば充分で、それ以上は金のむだ遣いである。結局この日イボンヌはブラジャーを買わず、別の機会に、ひとりで買いに来ることにした。

バリーは、妻の時間の使いかたも不満だった。効率的な時間管理を実践すれば、もっと充実した一日が過ごせるはずだ。そこで彼は、一日の予定を時間単位で決めるよう妻に指示した。イボンヌは収容所に入っている気分だった。

「明日は何をするんだ？」バリーがたずねる。

「お医者さんに行くつもりよ」とイボンヌ。

「医者に行くのにまる一日もいらないだろう。朝はいちばんに何をする？」

「掃除機をかけて、お洗濯をしようかしら。ほかにもやることがあるかもしれないわ」

規律と組織化が染みこんだバリーの頭には、妻の言動が理解できない。そんな行きあたりばったりで、どうやって家事をこなすんだ？

あるときイボンヌは、とりあえず夫と話を合わせるために、「今日はまずシャワールームの掃除をするわ」と言った。

しかし午前一〇時をまわっても、まだシャワールームの掃除は終わっていない――イボンヌは急ぎの洗濯をしていたのだ。バリーは不安になってきた。予定に従ってもらわないことには、バリーもお手上げだ。しかし、バリーのやりかたが妻に合っているとはかぎらない。それに予定を決めなくても、一日が終わるころにはイボンヌは家事をちゃんとこなしていた。

最近イボンヌは、こっそり家を抜けだすようになった。夫とその予定表から逃げだすためだ。「もちろん彼だって、第二の人生を満喫したいでしょうけど」彼女は友人に嘆いた。「私は自分の人生を取りもどしたいわ！」

定年後の光と影

引退した夫婦が、能力や役割のちがいをめぐって口論をするようになると、おたがいを許せなくなって関係にもひびが入る。妻のほうは、規則正しい幸せな日々が乱されたと感じて恨みに思う。何しろ朝、昼、晩とずっと夫と顔を突きあわせる生活は、それまで経験がない。時間はあり余っているはずなのに、夫は家事を手伝ってくれるわけでもない。妻の胸のなかで怒りがふくらみ、それが表に出るようになると、夫は自分が誤解され、拒絶されたと感じ、価値がない人間だと思ってしまう。さらに深刻になると、別居や離婚、自殺さえも起こりかねない。

定年という現実に直面した男は、「拒絶」「落ちこみ」「怒り」の三つの段階をくぐりぬけたところで、ようやく新しい人生のありかたを受けいれる用意ができる。こうした段階があると認識することは、とても大切だ。適切な準備ができていない人だと、受容に達するまで何年もかかることがある。あまり時間がかかるようなら、専門家のカウンセリングを受けたほうがいい。

ストレスの多い仕事をしていた男ほど、引退後何もしないでいると早死にする。

西欧諸国では、定年後何もしない男の平均余命は約五年である。企業の重役や医者といったストレスのたまる仕事をしていた人になると、たった一年五か月になってしまう。組織のなかで厳しい規律に縛られてきた彼らは、引退と同時に何もない環境に放りだされたのだ。

組織の歯車として、目標達成に向けてがむしゃらに突進する生活を三〇年も四〇年も続けてきた男は、引退後の生活も同じような形にする必要がある。昨今では早いうちに引退してしまい、健康なまま長い余生を過ごす人が増えているが、この場合も注意が必要だ。現役時代と第二の人生の決定的なちがいは、後者は完全に自分がコントロールできる点だ。人生を左右することは、すべて自分で決めなくてはならない。

行動計画

定年後の人生は、何年も前から計画を立てておいたほうがいい。だが早期退職を迫られて計画どおりに行かなかったり、すでに定年を迎えている人もいるだろう。しかし、どの段階にしろ準備は早ければ早いほどよい。

第二の人生計画は、大きなプロジェクトだと考えることにしよう。まずはビジネスプランを策定する。引退後の生活について全体像を描いてから、具体的な項目を立てていく。もちろんパートナーと話しあうことも忘れずに。事前に計画を立てておけば、たとえ悪いことが起こっても対応できる。

人づきあい

これには、夫婦単位での付きあいだけでなく、夫と妻がそれぞれの友人と活動することも含まれる。夫は投資の学習会に参加するとか、男の友人たちとゴルフクラブの会員になるといったことだ。妻は女友だちと連れだって映画を見にいったり、市民大学で美術を学ぶ講座を選ぶかもしれない。大切なのは、夫と妻が別行動で楽しむことだ。そうすれば夫婦の話題の幅も広がるし、夫と妻のそれぞれの人格も尊重される。

二人でする活動としては、ダンス講座に申しこむのがお勧めだ。ウォーキングの会に入って、週末に郊外を何時間か歩くのも楽しい。

健康

定年になったら、一度は精密検査を受けたほうがいい。そして引退者向けに書かれた本を参考に、正しい食生活を心がけること。太りすぎの人は、いろいろなプログラムを利用して体重を落とすようにしよう。ウォーキングが最適だが、ダンスや水泳、自転車もいい。運動は時間がかかるものだが、幸い引退した人には時間がたっぷりあるはずだ！　運動に時間を割けば、それだけ生活の質も向上するし、寿命も長くなる。

スポーツ

男にとって引退後は、現役時代になかなかできなかったスポーツ——ゴルフ、釣り、ボウリングなど——を満喫する絶好のチャンスだ。こうしたスポーツは、男の空間能力も発揮できる。

地域活動やボランティア

地域のための活動やボランティアをすることで、現役を退いた人は大きな満足感を得られるし、自分が役に立っているという手ごたえを得られる。とくに男は、自分が重要な人間だと実感したい気持ちがとても強い。しかし職業人としての人生にピリオドが打たれると、大きな枠組みのなかにいた自分の役割やアイデンティティがなくなってしまい、男は自分の存在意義を確認できなくなる。失われたアイデンティティを別の形で取りもどすことが、早急の課題なのだ。

それまでどんな仕事をしてきたにせよ、現役のときに身につけた取引能力やコンピュータ操作、金融知識は、かならずどこかにそれを必要としている人がいる。ビジネスにかぎらず、たとえばガーデニング、機械類の修理、ペンキ塗り、コレクションといった知識や経験も、誰かに伝えることができるはずだ。

セックス

健康的で満ちたりた生活と言うときには、セックスの充実が欠かせない。パートナーがいる人は、セックスのための時間をちゃんと作る。若いときとちがって、セックスにも特別な配慮が必要になってくるかもしれない。バイアグラなどの処方薬も、熟年・老年世代がセックスを楽しむために大いに役だつ。パートナーがいない人は、ぜひ異性の友人を作ろう。そこからもっと親密な関係に進んだとしても、恥ずかしく思う必要はない。

老人ホームのダイニングルームで、おん年七五歳のアルバートがすっくと立って呼びかけた。「ご婦人がた！　この手に何を持っているか当てた女性と、今夜はベッドをともにいたしますぞ！」

水を打ったように静まりかえるなか、ついにひとりの老婦人が声をあげた。「家じゃないかしら！」

「なるほど！」アルバートは叫んだ。「ちょっとちがうが、正解だ！」

家計のやりくり

引退後にとるべき道は二つある。限られた年金のなかでやりくりするか、収入を補う道を見つけるか。後者の場合、引退後に会社をおこして成功している人もいれば、知識や経験を活かせる仕事を見つけて再就職する人もいる。

最初の三〇日が勝負

引退後の第二の人生を計画するときは、生活が規則正しくなるよう心がけなくてはならない。現役のころは、毎日繰りかえされる日課が一日の時間の九割を占めていたはずだ。朝は六時半に起床し、会社に出かけて八時に仕事をはじめる。たしかに現場ではいろいろな問題に直面するが、ほとんどの場合いままでと同じやりかたで解決できた。いつ何をするべきかきちんと決まっていたから、安心して仕事に取りくめるし、手ごたえも感じることができた。

しかし引退してからは、過去の習慣は通用しない。朝目が覚めたとき、すぐにベッドを出るかどうかということから、自分で決めなくてはならない。外に出て新聞を買い、家にもどってコーヒーを飲みながら新聞を読むという一連の行動も、次に何をするかはすべて自分の判断なのである。やがてお昼どきになる。昼食がすんだあとはどうするか。本を読むか、昼寝をするか。急ぎの用事がないかぎり、自分で考えないと何もはじまらない。

引退した翌日から三〇日間をどう過ごすかで、新しい生活習慣が決まる。一度定まった習慣をあとから変えようと思っても、なかなかうまくいかない。そうなると、自分に存在価値はないと感じて気分が落ちこむ危険もある。

たとえば朝起きる時間を決めて、かならず三〇分散歩をしてから一日の予定をこなすことにする。これを三〇日間続けたら、立派な習慣として定着するはずだ。そうすれば、次に何をするかいちいち考えなくてすむ。秩序のある生活を送りながら、適切な活動を選択していけば、自分の人生に新たな意義を見いだすことができる。新しいことを学ぶのに、遅すぎるということはない。自伝を執筆してもいいし、新しい趣味を開拓するのもいい。ボランティア団体に参加したり、地域のリーダーとして活躍する道もある。自分で新しい組織を立ちあげれば、創設者として一目置かれるだろう。過去をかなぐりすててヌードモデルに挑戦してもいい。きちんと計画さえ立てれば、どんなことだって可能なのだ。

南の島で、ヤシの木陰に寝そべって日がな一日過ごす――そんな余生は幻想に過ぎない。実際にやったとしても、すぐに飽きるし、体重も増えてしまう。日焼けも怖い。たいていの男は、そういう生活を数週間も続けないうちに頭がおかしくなるか、頭がおかしくなった妻に殺されるだろう。

ケーススタディ――ポールとデーナの場合

ポールは会社の経理部長として、目標数値や締切りに追われる仕事人生を過ごしてきた。六五歳になったら引退するつもりでいたが、五七歳のときに会社が吸収合併されたのを機に、彼は退職を決意した。

妻のデーナは三年前に引退していた。前からやりたかったことに次々と挑戦し、人生を思うぞんぶん楽しんでいたデーナは、早くこの喜びを夫と分かちあいたかった。

ところがポールは、早すぎる定年を迎えたことを嘆きつづけ、酒で憂さを晴らすようになった。ポールは気力も体力も衰えるいっぽうだった。

デーナはとうとう、専門家の助けを借りることにした。カウンセラーは、どうして気分が落ちこむのか、そしてこれからの人生にどんな風に取りくめばいいか、ポールにわかりやすく説明してくれた。ポールも話を聞くうちに、新しい挑戦をやってみようという気になった。

最初のステップは、病院で精密検査を受けること、それからファイナンシャル・プランナーに相談することだった。それが終わったら夫婦で旅行に出かけ、これからの生活についてゆっくり計画を練ることにした。

検査の結果、ポールの健康状態に問題はないことがわかった。ただし体重が標準を九キロほど上回っているし、血圧とコレステロール値も少々高い。ポールは自然療法の専門家を訪ね、健康的な食生活について学ぶとともに、運動プログラムも作ってもらった。

年を取ったなあと思うのは……

背中が丸くなったのに気がついたとき。

ステーキを思いきりかんだら、入れ歯が肉のほうにくっついていったとき。

ファイナンシャル・プランナーに相談したことも、ポールの気持ちを落ちつかせるのに役だった。プランナーの指導で、これからの生活にかかる費用を詳細に洗いだしてみた。その結果、ポールが受けとった早期割増の退職金と預貯金、投資している財産を合わせれば、充分に生活していけることがはっきりした。一〇年か一五年ほどして、夫婦で介護施設に入ることになっても、自宅を売却すればその費用もまかなえる。

こうしたアドバイスを受けて、ポールは肩の荷が軽くなった。そして夫婦は、前向きな気持ちで旅行に出ることができた。

しかし二人には、まだ考えるべき大きな課題が残っている。それは、この先の人生をどんな風に過ごすかということだ。ポールとデーナは、夫婦の目標と、各人の目標を別立てで検討することにした。

まず決めたのは、食生活の改善だ。いままで使っていた料理の本はきっぱり捨てて、健康食のレシピに切りかえる。それから毎日、最低四五分間は歩くことにした。さらにウォーキング同好会に入って、月に何度か本格的なウォーキングをする。同好会では新しい友人もできるだろう。さらに、知りあいがすでにやっていて精神修養にもなるというので、太極拳も習うことにした。デーナは以前からテニスクラブに入っていて、運営委員も務めている。パッチワークのグループにも顔を出し、最近は本も書きはじめた。ポールはゴルフに興味があったので、そっちをがんばってみることにした。

いまの蓄えで生活はやっていけるものの、贅沢をする余裕はない。そこでポールは生涯学習制度を利用して簿記を習い、お金の出入りをしっかり管理しようと決意した。

二人にはまだ手をつけていない分野がある。それは地域や福祉のための活動だった。私たちの人生で、最大の功績とは何だろう？　それは四人の子どもを立派に育てあげたことだ。そして夫婦は、子育て支援の活動をすることで意見が一致した。ポールはとりあえず、子ども向けのカウンセリングについて学ぼうと考えている。

いまポールとデーナは、予定表を作らなくてはならないほど忙しい毎日を送っている。彼らには引退後の生活が、人生で最も充実したときになりつつある。

夫婦がいちばん仲良くしなければならないのは、実は引退して二人で過ごすこの時期なのかもしれない。そんなときこそ、この本に書かれているさまざまなアドバイスが生きてくるはずだ。おたがいの長所も弱点も理解したうえで、ぜひ愛情あふれる幸せな生活を築いてほしい。

それでは、お元気で！

◎訳者あとがき

「女性はメカに弱いと言われていますが、それは世間の誤解ではないでしょうか。わが家でビデオの予約ができるのは私だけです。父も兄もできません」

ある雑誌に、女性からのこんな投書があった。この人のお母さんはできるのかしら、という疑問は残るが、たしかに「女性は機械音痴」というのは一方的な決めつけだろう。とくに若い世代の女性は、メカに対する抵抗感が少ない。オフィスでは、高機能のコピー機やファクスを軽々と使いこなすし、パソコンを自由に操れる女性も多い。家でも、ビデオの複雑な録画予約を、マニュアルなんか読まなくてもお茶の子さいさいでやってのける。最近のこうした機械は、直感的に使えるようインタフェースが工夫されているから、なおさら女性になじみやすいのかもしれない。

では機械を扱う能力に関して、男性と女性がまったく同じかというと、そうではない。メーカーでコピーやファクス、ビデオを開発する側にいるのは、いまだに大部分が男性だ。それに、機械の調子が悪くなったとき、修理に来るのもやはり男性がほとんどである。いくらコピーやビデオ録画の達人でも、さすがに「機械の修理・保守までやれるわ！」という女性はあまりいない。

どうやら「女性は機械音痴、男性はメカが得意」みたいな単純な話ではなく、男と女では機械への接しかたがちがうようだ。それは簡単に言えば、こういうことになる。

女「仕組みなんかわからなくても、使えればいい」
男「仕組みさえわかっていれば、使えなくてもいい（いざとなれば使える）」

本書にもあるように、男は問題点を解決することを何よりの生きがいにしている。ただしその前に、全体像や基本理念を理解しておくことが大前提で、そういう抽象的なところから入らないと、具体的な解決策に進めないのだ。逆に理念さえ押さえておけば、細部はどうでもいいと思っている。ところが最近の機械類は、高度な技術がこれでもかと投入されているおかげで、「やれること」の幅が驚くほど広く、それだけ操作も複雑になっている。扇風機ひとつとっても、マイコン制御だのICセンサーだのややこしい。形から入りたがる男性は、マニュアルと首っぴきで全体像＝すべての機能を把握しようとするが、たいてい途中で力尽きる。わかるのは、モーターが回転して羽根を動かすという基本的な仕組みだけ。だから細かい操作になると、「おい母さん、風を強くしてくれよ」と他人まかせになる。

いっぽう女は、他人とのつながりを求め、コミュニケーションを充実させることが生きる目的だから、血の通わない冷たい機械とのお付きあいは、必要最小限にとどめておきたい。箱の中身や仕組みはもちろん、全体像や理念については、はっきり言って興味はゼロ。使いかたを誰かに習うときも、とにかく、「いまやりたいこと」を実現してくれる方法さえわかればよい。このとき教えるのが男性だと、お得意の理念から入ろうとするので、「いま、このコピーが取れればいい」という女性と衝突する。ついでながら、女性は人間にかぎらず、「つなぐ」ことが好きなようで、ＡＶ機器の配線が得意な人もけっこう多い。

ところで私が去年まで使っていたデスクトップパソコンは、動作音がとてもうるさかった。「キーン」という甲高い音が耳について、仕事をしながら音楽を聴くこともままならない。これではいかん、ということで調べてみたら、どうやら電源部分が騒音のもとらしいと判明した。だが、素人がパソコンの内部をいじるとき、ほかはともかく、電源だけはさわらないのがお約束だ。お約束ではあるが、だめと言われるとよけいにやってみたくなるのも事実。私はとうとう禁を破って、電源ケースを取りだし、中身を出してちょろっと改良のまねごとをやってみた。

ひととおり作業を終えて、電源ケースを元の位置に戻し、「さて、どうかな？」とプラグをコンセントに差しこんだ瞬間……バンッ！……家のなかが真っ暗になった。ブレーカーが落ちたのである。電源装置はおだぶつとなり、私はパソコンのパーツショップで別の電源を買いなおすはめになった。

いったいこういうのは、メカに強いのだろうか、弱いのだろうか？

二〇〇四年二月

藤井留美

本書の翻訳にあたっては、著者の了解を得て、部分的に削除や要約を行なっています。

バーバラ&アラン・ピーズ夫妻へのお問い合わせは下記にお願いいたします。

Australian Office
PO Box 1260 Buderim
QLD 4556 Australia

Tel: + 61 7 5445 5600
Fax: + 61 7 5445 5688

UK Office
183 High Street Henley in Arden
West Midlands B95 5BA UK

Tel: + 44 1564 795000
Fax: + 44 1564 793053

URL: www.peaseinternational.com
Email: peaseuk@compuserve.com

写真提供

Bridgeman Art Library: p.223; p.226; p.230(左); p.243
Empics: p.272(右)
Getty Images: p.218; p.227(右); p.231(左); p.236; p.242; p.264; p.273
Hulton/Getty: p.229
Kobal Collection: p.224; p.235
Panos Pictures: p.228; p.233(左); p.272(左)
Picture Bank: p.225
Popperfoto: p.216
Rex Features: p.227(左); p.233(右); p.259; p.267; p.268; p.270; p.274
Robert Harding Photo Library: p.232; p.234
Ronald Grant Archives: p.230(右); p.231(右)
Ripswear Inc: p.261

嘘つき男と泣き虫女

2004年4月20日　第1刷発行

著　者　アラン・ピーズ／バーバラ・ピーズ
訳　者　藤井留美
発行者　村松邦彦
発行所　株式会社 主婦の友社
〒101-8911 東京都千代田区神田駿河台2-9
(編集)電話 03-5280-7537
(販売)電話 03-5280-7551
印刷所　凸版印刷株式会社

　ISBN4-07-240141-2